文成天縱

中醫古籍稀見稿抄本輯刊

ZHONGYI GUJI XIJIAN GAO-CHAOBEN JIKAN

李鴻濤 主編

23

廣西師范大學出版社
GUANGXI NORMAL UNIVERSITY PRESS
·桂林·

第二十三册目録

六、臨證綜合

六、臨證綜合

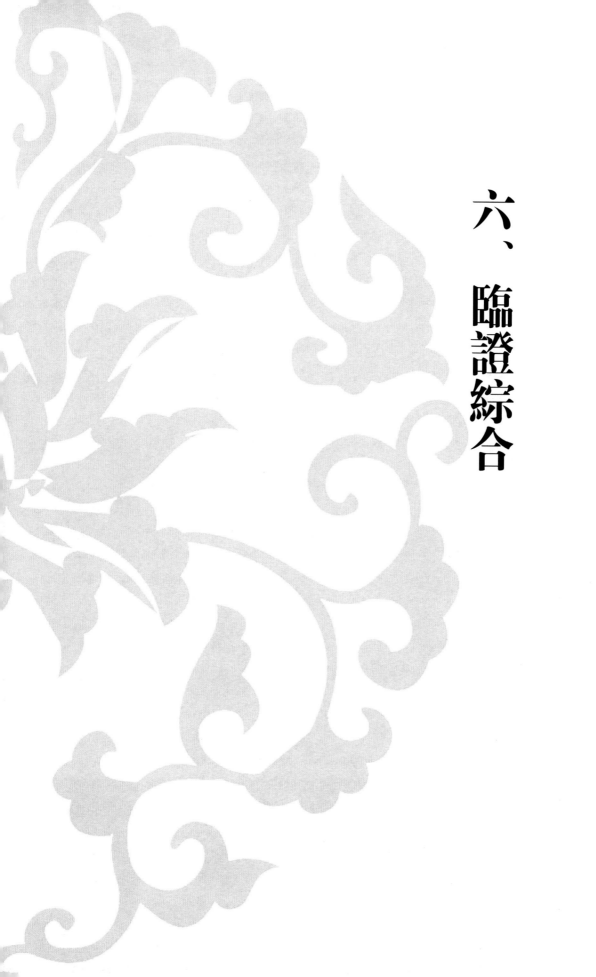

醫門索源不分卷

何椿如撰
稿本

醫門索源不分卷

本書爲中醫臨證綜合類著作。何椿如，字茂庭，生平不詳。本書由作者采擷諸家醫門基礎知識并分類編纂而成，共分爲十章：鈎源、經絡、藥性、四診、審治、藥劑、要方彙選、參考類方、驗方叢集、藥性補遺。作者集衆家而彙爲一本，輯録内容均爲學醫必知必會的入門基礎，故本書可作爲學醫啓蒙教材。

醫門索源

莜庭手訂

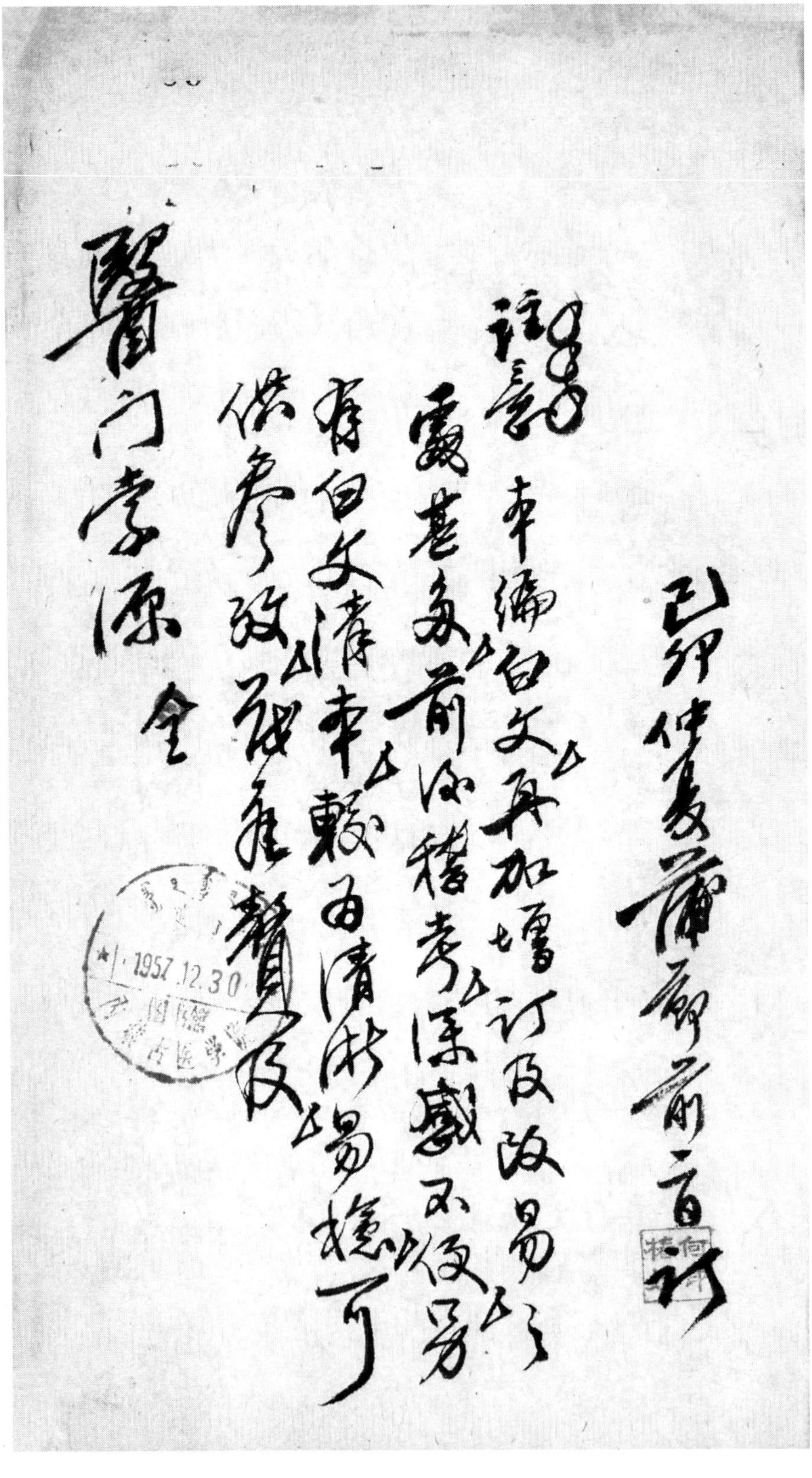

己卯仲夏蒲卿前首訂

註釋本編白文再加增訂及改易外處甚多前從稽考深藏不復另有白文清本較為清楚易讀可供參攷研究

醫門學源 全

按此本仍爲稿本係作爲第三次修正者應需湯劑尚須大加醫理特此附誌
筱庭

序

昔余以醫業就詢於當道各執事曰夫醫爲最難而責任尤最重者也揣心摩慮而病情複雜往往就十醫而不得一效其願習斯業登堂奧未窺以内難靈樞之佶屈與夫金鑑準繩之類書旁搜遠紹而視若畏途尤非一朝一夕之所由入也惟遍訪者多終未得有一肯定之語甲子丙寅春從事津門與同幕醫師之湯君輔孫遊間以內外十二經絡及脉總各篇歌與夫

本草簡註

醫門索源序

（二）

全

醫門索源序

[illegible]之各皆段草本商之以為就學者初步必由之途基設斯基一固則萬端自理矣湯君極以為是並囑將草本繕正之後易以醫門索源四字稱之內容雖萃集之各家成文成法然約而不繁包羅萬象知其一即可以窮其本矣余以之欣然稱是本年春居處無聊因檢出舊稿重加纂輯並記此本之梗概之旨趣云爾

民國二十有八年仲夏慧廣何茂庭記於積成齋寓

注：編者由滬[illegible]於今時影印已以流傳多年日照即搜索書名已棄廿餘載因憶當時之[illegible]其內識焉者之好於抽暇編此作為留意及顧知著之助耳

編者旨趣

一、昔賢有云、不為良相亦為良醫、可見以相與醫比、而求醫道者之不易也[redacted]近世各醫學家又分醫學與醫工言、一以為身心性命之學、一以為殺人利器之見、更可見習醫者之畏葸而不前也、因之陳修園[redacted]有醫學實在易之纂集、蓋言醫之常識人人不可不有、而習醫者更不可畏難也、本書編者即本人不可學醫須要知醫以保身、而保身之道、尤在衛生、識醫以卻病、而我國醫籍浩博、甚難入手、即陳修園[redacted]之實在易書、尤非人人能備之具、即備之亦須旁搜遠紹、而後可、故本編係根據習醫之經驗考輯、而得以搜求名家之精華、擇要薈集而成、俾人人均得有識醫及入手習醫之途徑、約而不繁、簡而適當、以期學者日有進境、

（三）

醫門[illegible]

醫書有遠有[illegible]云先讀脈訣[illegible]有云宜先讀[illegible]藥性為先其[illegible][illegible]先讀脈訣[illegible][illegible]人奇效[illegible][illegible]其人[illegible]

[illegible]

一、斯本源訂目次有八：

一、鈎源章，即就近代各醫學家研究之精義，白文摘集綱要，而稍加簡釋也。二、經絡章，是編者依據內經之旨以擬具，期使約而易知也。藥性章，是依藥性所載以[redacted]搜集[redacted]而詮之也。四診所列簡明適當，不[redacted]侯脈經、脈訣之堆影也。五、為醫瑄[redacted]臨時不致倉惶也。其次則為藥劑要方及驗方三者，尤均為保身應知之知。其需品應讀熟此編之後，遇有醫宗臨床，即知其幾病如何立方，可照以及其立方之根據者也。

一、是編為欲習醫者所必讀，更為識醫保身者所應讀，尤為小學時代之生徒所應爛熟於胸中，以為醫界常識之根基。其欲習醫業者熟讀此編之後，更可分別依照策精研四[illegible]名書。

甲、初步必讀書

醫學南針、銅人圖註

[illegible]

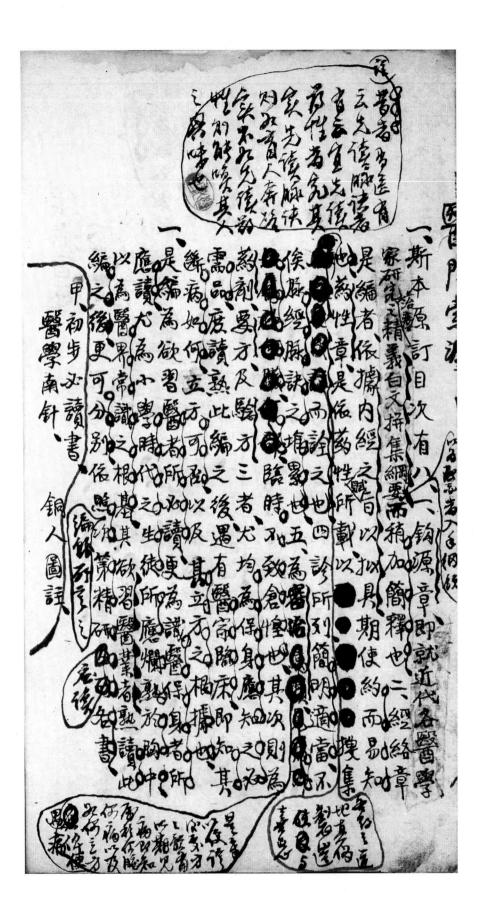

注一、按脈訣肯綮程氏秘本一種最簡最詳惜為私家秘本傳鈔甚尠傳者所存僅輯海鹽君仙洲手中醫界惜其中多闕略為惜哉

中西滙通圖說、
脈經脈訣、

乙、應用必讀書、
黃帝內經靈樞、
傷寒論、
神農本草經、
時病論、
溫熱經緯、
鼠疫抉微、
濟陰綱目、
醫宗金鑑、
黃氏八種、
柳河間全集、
徐靈胎全集、
王潛齋醫案、
中西滙通五種、

本草求真、
醫方集解、
醫學入門、
素問、難經、注二、
金匱要略、
溫疫論、
溫病條辨、
千金方、翼、
痧脹玉衡、
醫門法律、
東垣十書、
朱氏活人書、醫林改錯、
陳修園全集、
嬰童百問、
葉天士醫案、
衷中參西錄、

注二、按南雅堂陳修園全集為古今名書之大成應用時所傳名書為不勘讀亦可先取陳修園卅種或四十八種觀之其該書中註釋詳盡必讀之自悉其已有之部屬亦可省而不購此亦匯濟之一法也

醫門索源（三）全

一、是本雖為編者之纂集而成，雖為無心之作，倘（直好之）承海內賢達不棄陋劣而指示之，以期異日得成完璧，以為習醫者之闢一新捷徑，尤為編者之所禱祝也。

慧廣何茂庭識

讀過唐容川之書籍

中西滙通五種

黃帝內經

本草備要醫方集解

本草求真

王叔和脈訣

陳修園四十八種

讀過醫書之次序

1. 醫經精義
2. 黃帝內經
3. 金匱註補正
4. 傷寒淺註補正
5. 神農本草經讀
6. 本草備要
7. 本草求真
8. 脈理求真
9. 王叔和脈訣
10. 醫方集解
11. 血證論
12. 陳修園四十八種

醫門索源目次

(四)

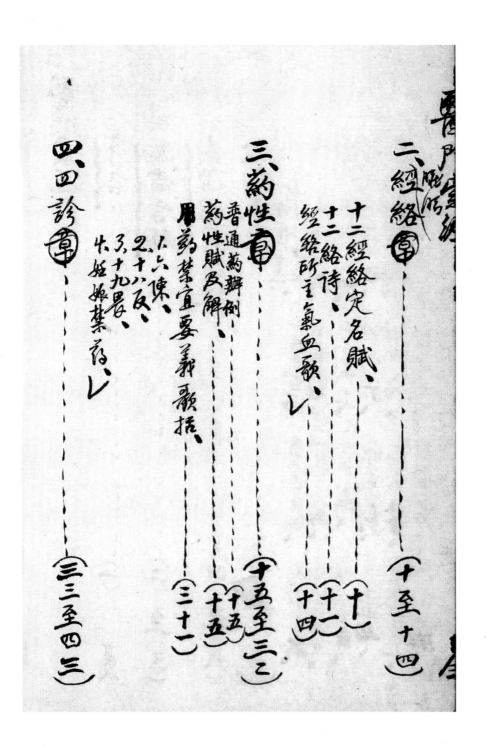

(1)望色詩、(2)辨舌詩、(3)聞聲詩、(4)问診詩 五味附、
(5)尋脉詩、(6)脉經新括、(7)脉要简義、(8)切脉提訣、
(9)病機賦、(10)脉四言詩、(11)七怪脉詩、(12)婦科脉詩、
(13)小兒脉詩、(14)徐脉診詩、

五、醫治病屬類章 ---- (四十四頁)

諸病屬類彙要、

六、藥劑章 ---- (四五至六七)

補 (一)四君子湯 (二)六君子湯 (三)香砂六君子湯 (四)五味異功散
(五)補中益氣湯 (六)四物湯 (七)八珍湯
(八)十全大補湯 (九)人参養榮湯
(十)六味地黃丸 (十一)桂附地黃丸 即八味地黃丸
(十二)歸脾湯

成補進↓

醫門索源 (五) 全

醫門要訣

(十三)黄芪鱉甲散ㄥ
(十四)小建中湯 (十五)黄芪建中湯ㄥ
(十六)十四味建中湯—八味建中湯ㄥ
(十七)大補陰丸 (十八)虎潛丸 (十九)加味虎潛丸ㄥ

重
(二十)蘇子降氣湯ㄥ
(二十一)磁砂丸ㄥ 即磁朱丸
(二十二)硃砂安神丸ㄥ
(二十三)四磨湯ㄥ
(二十四)黑錫丹ㄥ
(二十五)全真一氣湯ㄥ
(二十六)二加龍骨牡蠣湯ㄥ

(四八頁)

輕
(二十七)桂枝湯ㄥ
(二十八)麻黄湯ㄥ
(二十九)葛根湯ㄥ
(三十)香薷飲ㄥ

(四十九頁)

成經四 ↓

(三十一)藿香正気散レ
(三十二)三物香薷飲(三十三)黄連香薷飲(三十四)五物香薷飲
(三十五)六味香薷飲(三十六)十味香薷飲
(三十七)二香飲(三十八)藿薷湯(三十九)香薷湯レ
(四十)升麻葛根湯レ
(四十一)小続命湯レ
(四十二)五積散レ
(四十三)人参敗毒散レ

戊宣三↓
(四十四)大青竜湯
(四十五)小青竜湯

外
宣
(四十六)小柴胡湯レ
(四十七)黄芩芍薬甘草湯レ
(四十八)六和湯レ
(四十九)逍遙散(五十)小柴逍遙散レ
(五十一)越鞠丸レ
(五十二)補陰湯(五十三)通関散レ
(五十二頁)

(五十四)梔子豉湯
(五十五)瓜蒂散

外
通
(五十四)導赤散レ
(五十三頁)

醫門索源
(六)

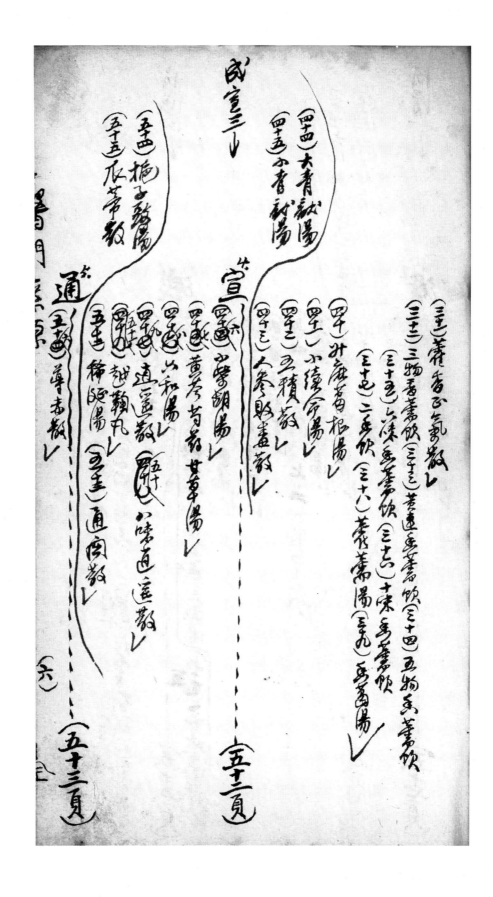

醫門……

(五十六)五淋散

(五十七)直腸丸 附 補骨丸

(五十九)六一散 (六十)三黃之散 (六十一)琥珀之散 (六十二)雞蘇散

(六十)朴黃丸

(五十五頁)

濇

(六十三)大承氣湯 (六十四)小承氣湯 (六十五)三花湯 (六十六)三一承氣湯

(六十八)調胃承氣湯

(六十九)防風通聖散

(七十)涼膈散

(七十一)失笑散 (七十三)獨聖散

(七十二)大柴胡湯

(七十四)大秦艽湯

(七十五)消風散

(七十六)當歸龍薈丸

成減四

(七十七)大陷胸湯 (七十八)小陷胸湯

(七十九)抵當湯

成增一

滑

(八十)清氣化痰丸

(五十七頁)

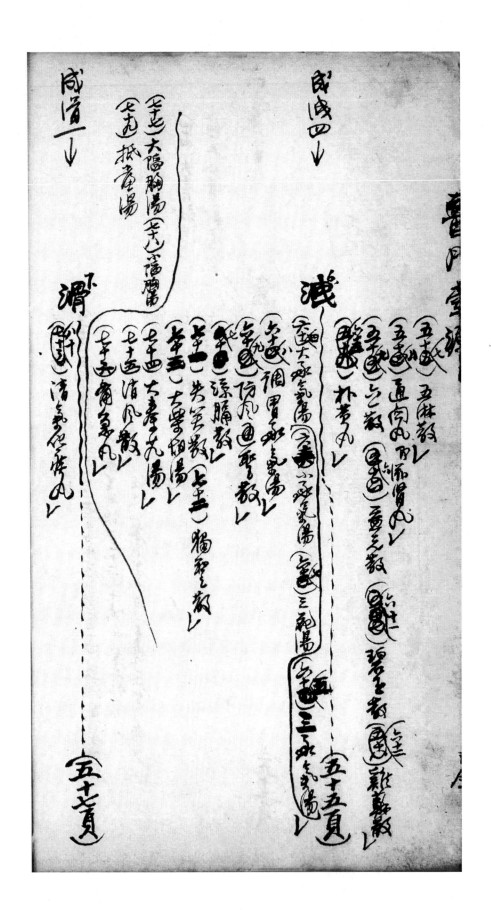

(八十四)脾治圓方

(八十一)滾痰丸
(八十二)指迷茯苓丸
(八十三)芎歸湯

濇 8.

(八十五)當歸六黃湯
(八十六)香附湯
(八十七)玉屏風散
(八十八)聖朮附子丸
(八十九)四神丸
(九十)金鎖固精丸
(九十一)封髓丹
(九十二)真人養臟湯

濕 9.

(九十三)清燥救肺湯
(九十四)瓊玉膏
(九十五)炙甘草湯

(五十八頁)
(五十九頁)

醫門索源 (七) 全

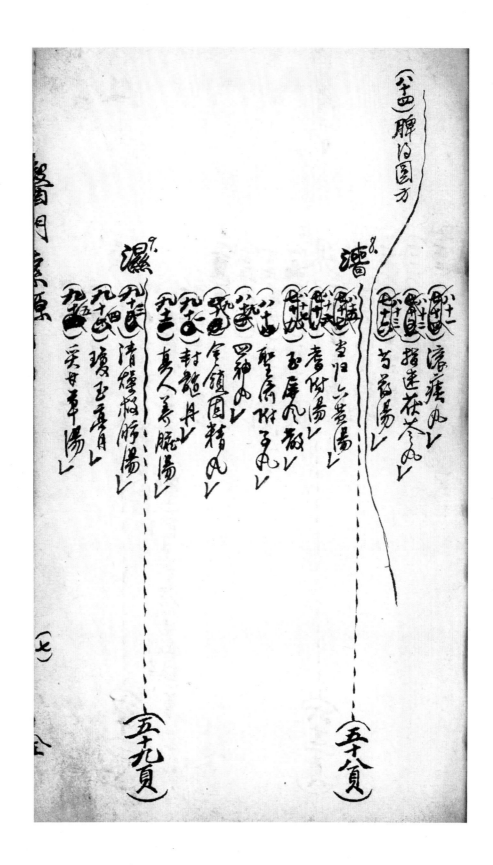

（九六）黃連阿膠湯
（九七）生脈散

燥 10
（九八）五苓散（九九）四苓散
（一〇〇）茵陳大黃湯（一〇一）茵陳姜附湯（一〇二）茵陳四苓散
（一〇三）平胃散
（一〇四）五皮飲
（一〇五）二陳湯
（一〇六）草薢分清飲
（一〇七）神术湯
（六十一頁）

寒 11
（一〇八）白虎湯
（一〇九）瀉白散
（一一〇）甘露飲
（一一一）溫膽湯
（一一二）清暑益氣湯
（六十二頁）

成燥一↓

成寒二↓

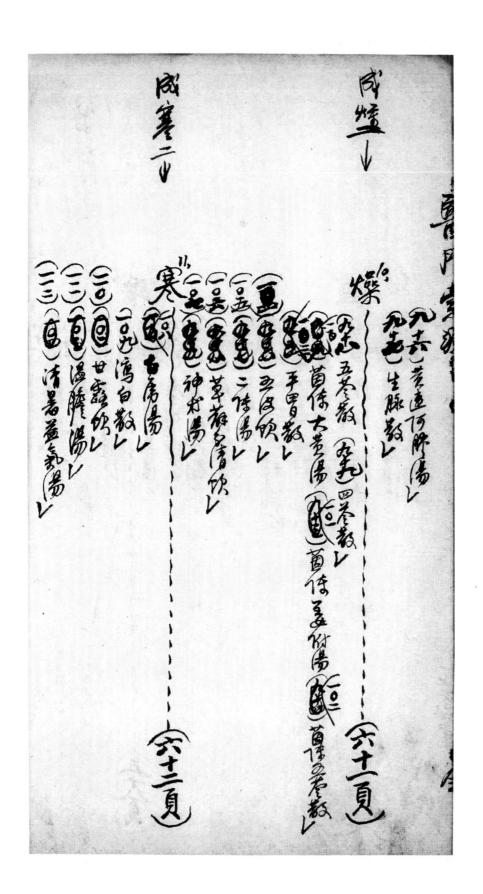

成熱三

(三三) 半夏瀉心湯

數 R.

(一一三)(百四) 犀角地黃湯
(一一四)([illegible]) 四生丸
(一一五)([illegible]) 澤蘭湯
(一一六)([illegible]) 養心湯
(一一七)([illegible]) 普濟消毒飲
(一一八)([illegible]) 黃連解毒湯
(一一九)([illegible]) 丹參飲
(一二〇)([illegible]) 百合湯
(一二一)([illegible]) 高良薑香附丸
(一二二)([illegible]) 四逆湯
(一二四) 白通湯 (一二五) 白通加豬膽汁湯
(一二[illegible]) 厚朴溫中湯
(一二[illegible]) 金匱腎氣丸
(一三[illegible]) 九痛丸
(一二九) 三生飲

(八)

(六十五頁)

全

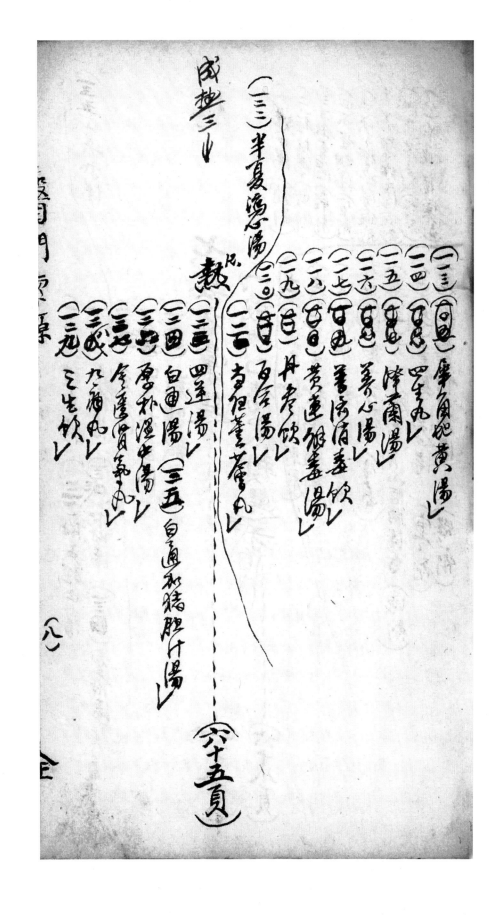

(三〇)理中湯
(三一)附子理中湯
(三二)参附湯
(三三)术附湯
(三四)耆附湯 参看清暑
(三五)真武湯
(三六)益元湯
(三七)回陽救急湯
(三八)雞鳴散

(一)建中湯（補劑）
(二)桂枝湯（輕劑）
(三)麻黄湯（輕劑）
(四)小柴胡湯（宣劑）
(五)大承氣湯（泄劑）
(六)大柴胡湯（泄劑）
(七)五苓散（燥劑）
(八)白虎湯（寒劑）

七、要方彙選

（六十八頁）

(一)成無己傷寒類選方目次

（六十八頁）

(十一)一 大青龍湯（輕劑）
(十二)二 小青龍湯（輕劑）
(十三)三 梔子豉湯（宣劑）
(十四)四 瓜蒂散（宣劑）
(十五)五 大陷胸湯 附小陷胸湯方（泄劑）
(十六)六 半夏瀉心湯（寒劑）
(十七)七 茵陳蒿湯（燥劑）

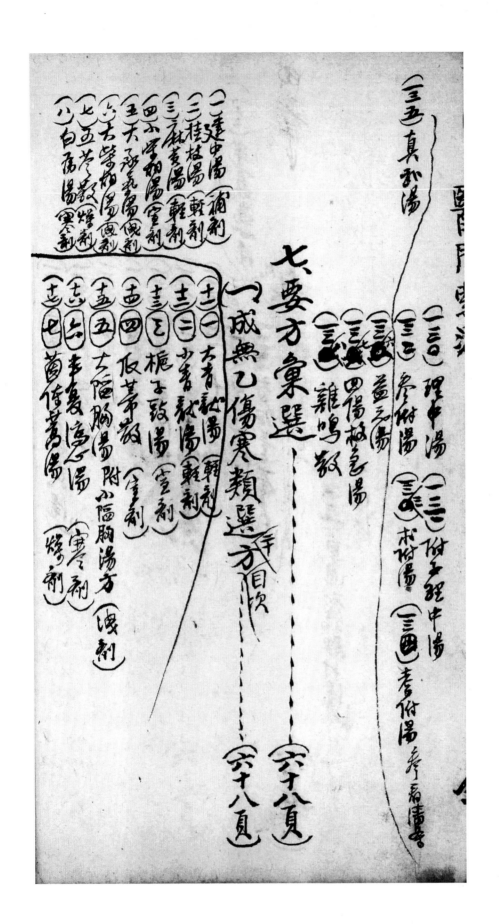

(九)四逆湯(熱劑)
(十)理中湯(熱劑)

(十八)四真武湯(熱劑)
(十九)九脾約圓方(滑劑)
(二十)十抵當湯(洩劑)

(二)欽源(章)[redacted]類選方

勞剤聲啞二方(一至二)……(六十九)
中風等四方(三至六)……(六十九)
虛勞等六方(七至十二)……(七十)
咳嗽等三方(十三至十五)……(七十)
瘧疾等四方(十六至十九)……(七十)
痢疾等六方(二十至廿五)……(七十一)
心胸等十一方(廿六至卅六)……(七十一)
膈食等六方(卅七至四十二)……(七十二)
氣喘等九方(四十三至五十一)……(七十三)

(九)

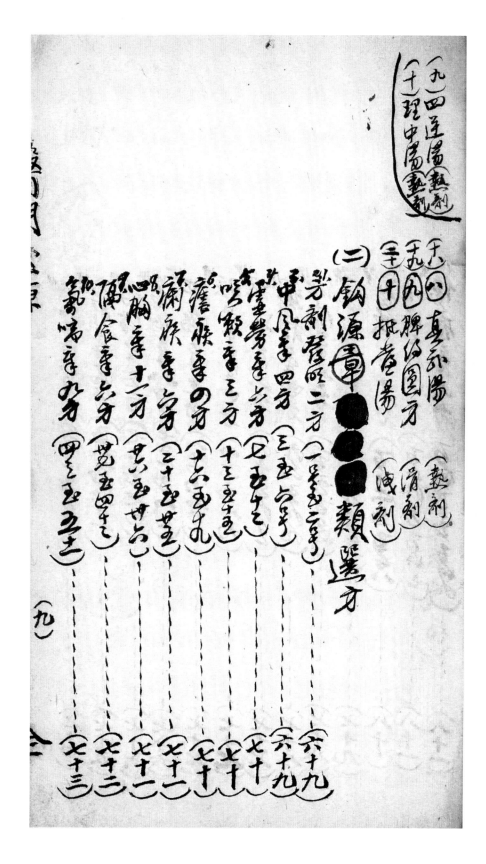

醫門要訣

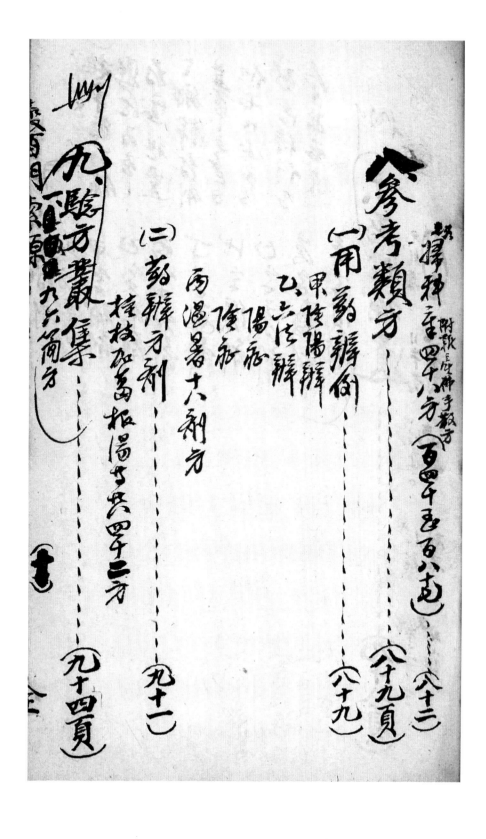

醫門寶鑑

三字角

驗方治劑說明

甲字補劑
乙字表劑
丙字和劑
丁字通劑
戊字緩劑
己字導劑
庚字散劑
辛字消劑

（注）據本編所錄驗方為本藥室祖遺之撮錄藥劑其中主旨似如上述為方尚待條理今擬改之

卅

十藥性補遺

元 乾漆
二 大棗

九 牛黃
十 葡萄

川 蚖序子
土 水銀

又 松脂
土 磁石

8 桑寄生
大 水甘洋

九十八頁

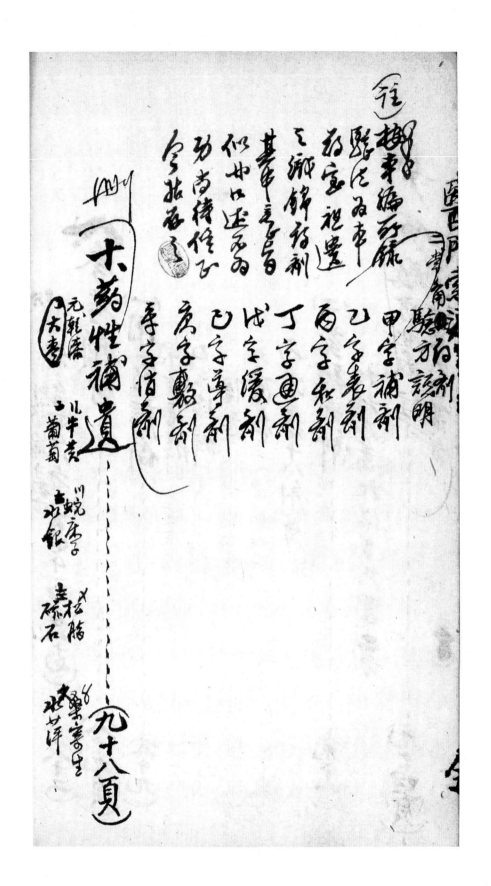

十澤蘭　卜蛇蛻　水蛭　夏枯草　丹參
沙參　苦參　白芨　鈎藤　人乳
小便　熊膽　益母草　漏芦　甘遂
大戟

附
一、手足三陽表裏一般引經主治例（一百頁）
二、諸經火邪一般瀉用藥（一百頁）
三、普通一般用藥主治例（一百〇二頁）

四、瘍醫脉辨 104頁
五、瘍病醫療 106頁
六、瘍病雜忌 何頁
媽音

鈎源並存閱先賢畧歷

均係摘錄中醫學所摘列
將來再補時須列明某書某頁

以供參考

一、黃帝，為三代前之聖匠，著有素問、靈樞內外一十八卷
二、岐伯，為黃帝臣，与帝問難而作內經
三、扁鵲，姓秦名越人，之靈圖渤海郡鄭人，作八十一難經
四、張仲景，名機，東漢南陽人，為長沙太守，作傷寒論，後世稱為醫聖
五、孫思邈，唐京兆華原人，著千金方卅卷、翼方卅卷
六、王燾，唐人，著有外台秘要四十卷，計一千一百零四門
七、李東垣，名杲，字明之，金人，著有東垣十書
八、劉完素，字守真，金河間人，倡寒涼之士，著有運氣要旨論卅卷

（十二）

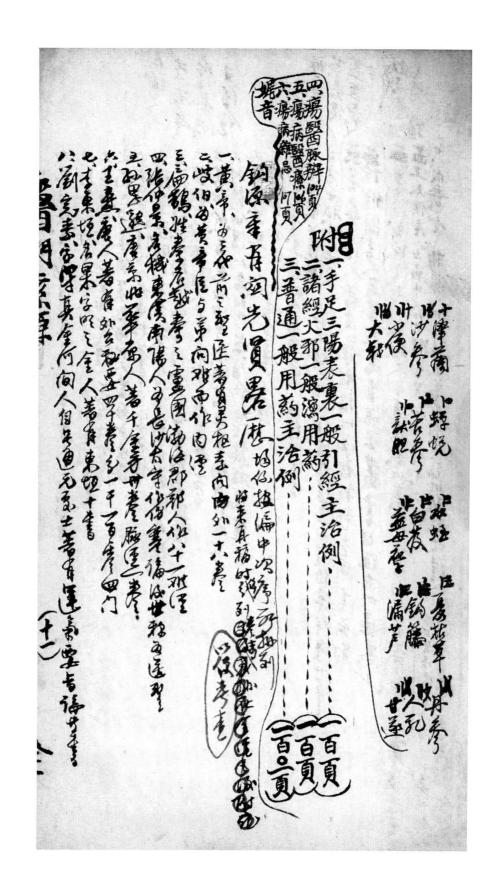

再補　李南暉　徐靈胎　王清任

朱丹溪，名震亨，字彥修，金華人，立方較著
張子和，戴人○，主攻者，古醫書著之類
王肯堂，字宇泰，金壇人，著証治準繩
薛己，號立齋，吳縣，明代人，著薛氏醫按
李士材，清代人，名中梓，著有醫宗必讀
張景岳，明人，名介賓，字會卿，著類經及類經
張石頑，名璐，字路玉，清代人，著有張氏醫通
趙獻可，明寧波人，號養葵，著醫貫六冊
李時珍，字東璧，號瀕湖，著本草綱目及脈學
柯韻伯，清人，名琴，著有傷寒論注、論翼共
徐彬，號忠可，人
尤怡，號在涇，作有金匱遺註解
喻嘉言，名昌，明人，著有醫門法律等書
張志聰，號隱庵，錢塘人，注有內經本草傷寒金匱等書
高士栻，號士宗

補六家　黃、王太僕　吳、華元化　又可之前

吳又可，清人，著有瘟疫論，以溫疫初起立用達原飲
陳修園，清人，名念祖，著有醫學叢書，為近古明醫家
華元化，名佗，漢末沛國譙人，兼通數經，以來名醫甚內人莫若，著有中藏經，寒溫王叔和著華
王太僕，唐寶應中為太僕令，號啟玄子，註素問註
成無己，金之聊攝人，世為儒醫，著有傷寒論明理論等書

以上名醫家者次，均以本編所見之前後為次，以備參考

鈎源章三字經

纓要義一 人一生。命為重。身着病。要調養。食藥料合。細思量。

庸醫手。真堪傷。藥錯投。命危亡。保健者。要考量。

敘檢討遵法章。

醫學源流第二

醫之始。本岐黄。靈樞作。素問詳。難經出。更洋洋。越漢季。有南陽。六經辨。聖道彰。傷寒著。金匱藏。垂方法。立津梁。李唐後。有千金。外臺繼。重醫林。後作者。漸浸淫。紅紫色。鄭衛音。迨東垣。重脾胃。溫燥行。升清氣。雖未醇。亦足貴。若河間。專主火。遵之經。斷自我。一二方。奇而妥。丹溪出。罕與儔。陰宜補。陽勿浮。雜病法。四字求。

黄帝 岐伯 扁鵲

張仲景

孫思邈 王燾

千金翼

外台秘要

李

劉完素

六一散 防風通聖散

再稿加経注(二)

朱

加特註(二)

氣、血、痰、鬱

醫門索源 一 全

李士材言張子和即張仲景誤矣

王肯堂証治準繩可備參考

李士材醫宗必讀亦可參考

柯韻伯傷寒論注可法

喻嘉言醫門法律甚妙

內經本草經傷寒論金匱可最妙

醫門

若（張）子和。主攻破。中病良。勿太過。四大家。聲名噪。必讀（醫宗）、書。錯名號。明以後。須酌量。詳而備。王肯堂。薛氏（立齋）、按說騎牆。（李）士材、說。守其常。景岳（張介賓）出。著新方。石頑（張璐）續。溫補鄉。獻可（趙）論。合二張（景岳石頑）。診脈法。瀕湖（李時珍）昂。數子者。各一長。揆諸古。亦荒唐。長沙、室。尚彷徨。惟韻伯。能憲章。徐尤著。本喻昌。大作者。推錢塘（張志聰　高士栻）。取法上。得慈航。

小續命湯
參附湯
劉河間—火
李東垣—氣
朱丹溪—痰
侯氏黑散
風引湯
歸脾湯
六味地黃丸
八味地黃丸

第三 中風 人百病。首中風。驟然得。八方。通。閉與脫。大不同。開邪。閉。續命。雄。回。氣脫。參附。功。顧其名。思其義。若舍風。非其治。火。氣。痰。三子。備。不為中。名為類。合而言。小家伎。瘖喎斜。昏仆地。急救先。柔潤次。填竅方。宗金匱。

第四 虛癆 虛癆病。從何起。七情傷。上損是。歸脾湯。二陽旨。下損由。房幃邇。傷元陽。虧腎水。腎水虧。六味。擬。元陽傷。八味。使。各醫書。伎止此。

熱 寒 真 中風 遵

河間火 東垣氣 丹溪痰

再稿加總註

小建中湯
金匱薯蕷丸
金匱大黃䗪蟲丸
六安煎
小青龍湯
小柴胡湯
加味柴胡湯

（穀也　穀能養也）甘藥調。回生理。建中湯。金匱軌。薯蕷丸。風氣弭。䗪蟲丸。乾血已。（寃）二神方。能起死。

欬嗽第五

氣上嗆。欬嗽生。肺最重。胃非輕。肺如鐘。撞則鳴。風寒入。外撞鳴。癆損積。內撞鳴。誰治外。六安行。誰治內。虛癆程。挾水氣。小龍平。兼鬱火。小柴清。薑細味。一齊烹。長沙法。細而精。

瘧疾第六

瘧、為病。屬少陽。（半表半裡）寒與熱。若迴翔。日一發。亦無傷。三日作。勢猖狂。治之法。小柴方。熱偏盛。加清涼。（知母　石膏　花粉　黃連）寒偏重。加桂薑。邪氣盛、去參良常山。入力倍強。大虛者、獨參湯。

單熱、癉白虎。詳法外法。辨微茫。註。慎勿忘。

熱勝濕。赤痢清。濕勝熱、白痢墜。湯。熱勝、餌。平胃、加寒濕、試。

万。皆所忌。桂、葛、投。鼓邪出。外疏

得秘。竊意存。補金匱。裏

喉痛噤口。是奇恒。新註多死。藥難愈。

若噤口。津液傷。不速治。腐胃腸。

救胃煎。開噤湯。毋利水。免津傷。

食已進。痢未止。宜分清。亦利水。

宜潤利。如通防。滑石車。莫燥茶。

痢既愈。當補脾。莒歸地。忌薑芪。

若休息。痰熱藏。愈時發。攻下良。

黃連末。羊脂調。清膏丸。常服好。

痢太久。亦變虛。桃花湯。烏梅丸。

熱藥佐。寒即祛。不後重。乃用之。

辨症者。當慎詳。

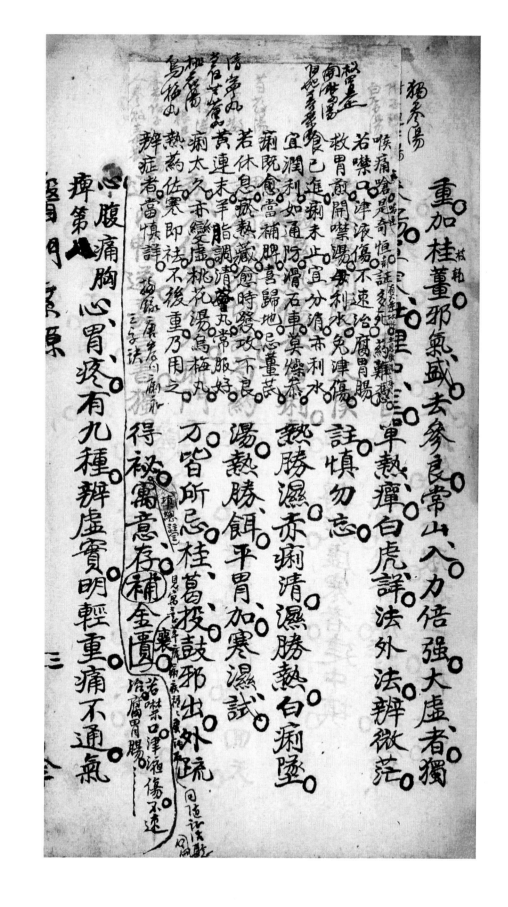

救胃煎 開噤湯

清寧丸 桃花湯 烏梅丸

[illegible] 三字訣

若噤口津液傷不速治腐胃腸

心腹痛胸痺第八

心胃疼。有九種。辨虛實。明輕重。痛不通。氣

烏梅丸
蘇合丸
香蘇飲
失笑散
妙香散
平胃散
二陳湯
理中湯
金鈴子散
栝蔞薤白酒湯
大建中湯
左歸飲
啟膈飲

血壅通不痛調和奉。
一、蟲痛烏梅圓。二、注痛蘇合研。三、氣痛香蘇專。四、血痛失笑先。五、悸痛妙香詮。六、食痛平胃煎。七、飲痛二陳咽。八、冷痛理中全。九、熱痛金鈴痊。腹中痛照諸篇。金匱法可回天。諸方論要拳拳。
又胸痺非偶然。薤白酒妙轉旋。虛寒者建中填。

隔食反胃第九

隔食病津液乾。胃脘閉穀食難。時賢法左歸、餐。胃陰展賁門寬。啟膈飲理一般。推至理衝脈干。大

獨參湯
附子理中湯
白虎湯

重加桂薑、邪氣盛、去參良、常山入、力倍強、大虛者、獨
參湯、單寒牡、理中匡、單熱瘧、白虎詳、法外法、辨微茫、
消陰翳、制陽光、太僕註、慎勿忘、

芍藥湯
平胃散

痢證第七
濕熱傷、赤白痢、熱勝濕、赤痢清、濕勝熱、白痢墜、
調氣行血、箴須切記、芍藥湯、熱勝餌、平胃加、寒濕試、

桂枝湯
葛根湯

熱不休、死不治、痢門方、皆所忌、桂葛投、鼓邪出、外疏
裏通、內暢遂、嘉言書、獨得祕、寓意存、補金匱、

若噤口、津液傷、不速治、腐胃腸、

麻黃附子細辛湯
人參敗毒散

心腹痛胸痺第八
心胃疼、有九種、辨虛實、明輕重、痛不通、氣

烏梅丸
蘇合丸
香蘇飲
失笑散
妙香散
平胃散
二陳湯
理中湯
金鈴子散
栝蔞薤白酒湯
大建中湯
左歸飲
啟膈飲

血壅通不痛調和奉。
一、蟲痛烏梅圓。二、注痛蘇合研。三、氣痛香蘇專。四、血
痛失笑先。五、悸痛妙香詮。六、食痛平胃煎。七、飲痛二陳咽。八、冷痛理
中全。九、熱痛金鈴痊。腹中痛照諸篇。金匱法可囬天。
諸方論要拳拳。
又胸痹非偶然。薤白酒妙轉旋。虛寒者建中填。

膈食反胃第九

膈食病津液乾。胃脘閉穀食難。時賢法左歸、
餐。胃陰展賁門寬。啟膈飲理一般。推至理衡脉干。大

大半夏加白蜜湯

吳茱萸飲
生附子湯
六君子湯

貞元飲

葶藶大棗瀉肺湯
十棗湯
青龍湯
桂苓朮甘湯
腎氣丸
小半夏加茯苓湯

真武湯
六君子湯

半夏加蜜安金匱叙仔細看

若反胃實可嘆朝暮吐分别看之火化屬虛寒吳茱

飲獨附子六君類俱神丹

第十 氣喘

喘促證治分門鹵莽輩只貞元陰霾盛龍雷奔（主火）

實喘者痰飲援葶藶飲十棗湯青龍輩撤其藩（半夏）

虛喘者補而溫桂苓類腎氣論平衝逆泄奔豚（桂甘棗）

真武劑治其源（為土 在下）金水母（中為土）主諸坤（屬坤）六君子妙難言他標

劑忘本根

而金為水母而土又為金之母故肺喘為主脾胃以一身其母也其母健則子必固也故真武湯為鎮土以治其源也

四

麻黄人參芍藥湯
甘草乾薑湯
理中湯
金匱瀉心湯
當歸赤小豆散
黃土湯
五皮飲
真武湯
十二方見左

血證第十一 血之道。化中焦(變在於)。本衝任。中溉澆。溫肌腠(而充肌腠皮毛)。外逍遙(血之流溢半散脈外)。
六淫(風寒暑濕燥火)逼。經道搖。宜表散。麻芎條。七情病。溢如潮。
引導法。草薑調。溫攝法。理中超。涼瀉法。令瘀銷。
赤豆散。下血標。若黃土。實翹翹。一切血。此方饒。
水腫第十二 水腫病。有陰陽。便清利。陰水殃。便短縮。陽水
傷。五皮飲。元化(華)方。陽水盛。加通防(木己)。陰水盛。加桂(肉)薑。
知實腫。蘿(菔子)枳(實)商。知虛腫。參朮(白)良。兼喘促。真武湯。從俗
好。別低昂。五水(風皮正石黃汗)辨。金匱詳(填總論)。補天手。十二方。肩斯道。勿

十二方水不西

炎涼。

越脾湯、防己茯苓湯、越脾加白朮湯、甘草麻黄湯、麻黄附子湯、杏子湯、蒲灰散、黄耆芍桂酒湯、桂枝加黄耆湯、桂甘姜棗麻辛附子湯、枳朮湯、外台防己黄耆湯。

脹滿蠱脹第十　脹為病，辨虛實。氣驟滯，七氣疏。滿拒

三　水腫參看，

七氣湯
金匱厚朴七物湯
厚朴三物湯

按　七物祛，脹閉痛。三物鋤。若虛脹，且躊躇。中央健，四旁如。參竺典，大地輿。單腹

執中央以運四旁也
晉攬天
佛經之
凡論主持
四肢不腫而腹大如鼓者名

脹，實難除。山風卦，指南車。易中旨，費居諸。

蠱

艮為山
巽為風

艮山巽風者，艮土質風木不動，胃屬土，肝屬木，木不過旺，土為靈土，力厚不力懼。司命者慎居諸。

暑證第十四　傷暑病，動靜商。動而得，熱為殃。六一散，白虎

六一散
白虎湯

湯。靜而得，起貪涼。惡寒象，熱逾常。心煩辨，切莫忘。香

香薷飲
大順散
生脈散

薷飲，有專長。大順散，從證方。生脈散，久服康。東垣法

醫門索源　五

清暑益氣湯
兩方 白虎加人參湯 一物瓜蒂湯
胃苓散
四神丸
瀉心湯

垣法。防氣傷（暑傷元氣）。雜說起。道弗彰。若精蘊。祖仲師（張景）。太陽、病旨在茲。經脈辨、標本岐。臨證辨。法外思。方兩出。大神奇。

泄瀉第十五

濕氣勝。五瀉成。胃苓散。厥功宏。濕而熱（一瀉）。連（黃）芩（黃）程。濕而冷（二瀉）。萸（茱）附行。濕挾積（三瀉）。麯（神）查（山）迎。虛兼濕（四瀉）。參（人）附（子）苓（茯）。脾腎瀉（五瀉）。近天明。四神服。勿紛更（常）。恒法外（以變）。內經精。臟腸（腸寒臟熱、臟熱腸寒）說。得其情。瀉心類。特丁寧。

眩暈第十六

眩暈證。皆屬肝（厥陰）。肝風木。相火（少陽）干。風火動。兩動（陽）

大黃散 鹿茸湯 左歸飲 正元丹 二陳湯 小柴胡湯 吳茱萸湯 [illegible] 大黃甘草湯 乾退黃連湯 代赭旋覆湯 滾痰丸

搏頭旋轉眼紛繁，虛痰火各分觀，究其指總一般。痰火亢，大黃安；上虛甚，鹿茸餐；欲下取，求其端，左歸飲，正元丹。

嘔噦吐第十七 附呃逆

嘔吐噦，皆屬胃；二陳加（寒加丁香砂仁，熱加黃連鮮竹茹石斛之類。全三達），時醫貴；玉函經，難彷彿；小柴胡，少陽謂（寒熱往來而嘔是）；吳茱萸，平酸味。食已吐，胃熱沸；黃草湯，下其氣；食不入，火堪畏；黃連湯，為經緯；若呃逆，代赭彙。

癲狂癇第十八

重陽狂，重陰癲；靜陰象，動陽宣；狂多實，痰宜

磁石丸
當蘆薈丸
丹礬丸
五淋湯
加味五淋湯
加味腎氣丸

蠲。癲、虛發。石、補天。忽搐搦（手足抽掣）。癇、病然。五畜（犬、羊、馬、牛、豬、）狀（呆）。吐痰涎。有生病（母腹中）。歷歲年。犬氣、元。蘆薈、平。痰積錮。丹礬、穿。

三證本。厥陰、經（熱）。體用。變標本。遷（陰）伏、所主。所因先收散、互。逆、從。連和中（為土也）。氣妙轉旋。悟到此。治立痊。

五淋癃閉赤白濁遺精第十九

五淋、病皆熱結。膏、石、勞氣、與血。五淋湯。是祕訣。敗精淋。加味、啜（五淋之）。外冷淋。腎氣、咽。點滴無名癃閉。氣道調。江河決。上竅通。下竅泄。外竅開。水源鑿。分利多。醫便錯。濁又殊（淋出溺竅）。竅道別（濁出精竅）。前飲投。精愈涸。

（萆薢分清飲　腎氣丸（六味湯丸）四君子湯）

腎套謨。（用以恭是）理脾、恪。分清飲。佐黃柏。心、腎、方。隨補綴。若遺

（龍膽瀉肝湯　十全大補湯）

精。另有說。有、夢遺。龍膽、折。無、夢遺。十全、設。坎離交。（腎、心相）亦

不切。

二十　疝氣第七

疝、（屬肝之）任病。歸厥陰。寒、筋、水。氣、血、尋。瓞、出（五臟外腹）入。㿗、頹

（五苓散加味　三層茴香丸）

麻。喘治氣。景岳箴。五苓散。加減斟。茴香、料。著醫林。痛

（雄黃礬洗淋水）

不已。須洗淋。

二十一　痰飲第八

（四飲　久咳痰喘—痰飲　停飲脅痛—懸飲　凡水腫—溢飲　停飲喘閉不得卧—支飲）

痰飲源。水氣作。燥、濕、分。治痰畧。四飲名。（加特註三）宜斟

（十六方　苓桂朮甘湯・腎氣丸　甘遂半夏湯・十棗湯　大青龍湯、小青龍湯　木防己湯・木防己加茯苓芒硝湯・葶藶大棗瀉肺湯・小半夏湯・己椒葶藶丸・小半夏加茯苓湯・五苓散・外台茯苓飲　附（隨）瀉湯・厚朴大黃湯）

酌。參五臟。細量度。（填註六）補和攻。視强弱。十六方。各鑿鑿。

真武湯
三因白散
七味飲
三般（能食而渴 飲一溲一 不能食而氣衝）
二陽（手太陽 足太陽）
二陽清燥湯等
少陰腎氣丸
厥陰烏梅丸

六經名次
太陽——頭痛
陽明——胃實
少陽——眩嘔
太陰——吐利
少陰——欲寐
厥陰——吐蚘

温藥和○博返約○陰霾除○陽光灼○滋潤流○（使）醫時錯○真武湯○水歸壑○白散方○窺秘鑰○

消渴第二十二

消渴（上中下三種）証○津液乾○七味飲○一服安○金匱法○别三般○二陽（能食而渴）病○治多端○少陰（飲一溲一為）病○腎氣寒○厥陰（不能食而氣衝）病○烏梅丸○變通妙○燥熱殆（餐食）○

傷寒瘟疫第二十三

傷寒病○極變遷○六經法○有真傳○頭項痛○太陽編○胃家實○陽明編○眩苦嘔○少陽編○吐利痛○太陰編○但欲寐○少陰編○吐蚘渴○厥陰編○長沙論○歎高堅○存津

液是真詮

表 胸膈 裏 寒者 熱者 虛者

貴當方而圓規距廢甚於今

又風溫亦此斷與傷寒殊懸絕

外平胃臨汗源涸耗真陰邪傳 若誤治則

麻杏石甘湯
銀翹散
桑菊飲
白虎湯
承氣湯
清宮湯
清絡湯
安宮丹
紫雪丹
至寶牛黃丸
復脉去桂姜湯
竹葉石膏湯
一甲湯

初起時口渴別不惡寒惟發熱
麻杏湯有神力或銀翹或桑菊
以辛涼解表劑誤辛溫變重病
小遷延大殞命若大渴津液傷
或白虎承氣湯間熱飲亦屬陽
治之法急下良若譫語舌紅黃
在包絡非胃腸輕症須宮絡痛
若重證紫雪行與至寶及牛黃
至病久氣液損宜甘寒補而潤
復脉湯去桂薑竹膏湯半參減
下利者二甲揚變紛更此大觀
知寒溫能涵蓋一切病迎刃解

吳鞠通張子培春溫三字訣

痛心醫醫法懵後鍼若瘟疫治 要治治病之人 應當 用

六法備汗爲尤達原飲昧其由 汗吐下溫清補

此例與傷寒殊懸絕當顧名思其義仲景書

以後醫者仍寒治方藥雜死亡繼初起時口渴別

四物良月信準體自康漸早至

桂薑錯雜至氣血傷歸脾法主二 以熱血 加白朮人參黃芪

八

逍遥散　育子湯　保生無憂散　加味芎归湯　當归補血湯　失笑散　生化湯

十方：桂枝湯、附子湯、桂枝茯苓丸、當归芍藥散、乾薑人參半夏丸、當归貝母苦參丸、當归散、白朮散、芎归膠艾湯、葵子茯苓散

小柴胡湯　竹葉湯

陽兼鬱結。逍遥、長。種玉者。即此詳。

經、閉塞禁。地黄。（四物須去地黄）孕三月。六君、嘗安胎法。寒熱。商難産

者。保生、方。開交骨。歸芎、鄉。血大下。補血湯。腳小指艾（横產逆生等）

火煬胎衣。（灸腳小指）阻。失笑匡。

産後病。生化、將。合諸說。俱平常。資顧問。（不傳他方）亦勿忽。精而

密。長沙室。妊娠篇。丸散、七。（十方中者有）桂枝湯。列第一。附半薑功（附子、半夏、乾薑）

超軼。內十方。皆法律。

産後篇。有神術。小柴胡。首特筆。竹葉湯。風痙、疾。陽旦

二陳湯　加味藿香湯　香蘇飲　平胃散

防風通聖散　雙解散　達原飲

四物湯加香附　吳茱萸主

歸脾湯

液是真詮。汗、（表）吐、（胸膈）下、（裏）溫、（寒者）清、（熱者）懸、補、（虛者）貴當方而圓。規距廢，甚於今。二陳、尚九味、尋香蘇、外平胃、臨汗源、涸耗真陰。邪傳（若誤治則）變病日深。目擊者，實痛心。醫醫法（要治治病之人）。臘後鍼（應患者用）。若瘟疫治，相倖通聖散、兩解。求六法（汗吐下溫清補）備，汗爲尤。達原飲，昧其由。司命者，勿逐流。（又風溫亦此例，與傷寒殊懸絕。當顧名思其義。仲景書發凡例。後醫者仍寒治，方藥雜，死亡繼。初起時口渴別。）

婦人經產雜病第二十四

婦人病，四物良。月信準，體自康。漸早至，（後散芩連涼血）藥宜涼。漸遲至，重桂薑。錯雜至，（加白朮人參黃芪）氣血傷。歸脾法，主二

逍遙散

陽。兼鬱結。逍遙長。種玉者。即此詳。

宜子湯

經、閉塞禁地黃。（四物須去地黃）孕三月。六君、嘗安胎法。寒熱、商難產

保生無憂散　加味芎歸湯　當歸補血湯

者。保生、方。開交骨歸芎、鄉。血大下。補血湯。脚（橫產、逆生等）小指艾

失笑散

火（炙脚小指）煬。胎衣阻、失笑匡。

生化湯

產後病生化、將合諸說。俱平常。資（不借他方）顧問。亦勿忘。精而

十方　桂枝湯、附子湯、桂枝茯苓丸、當歸芍藥散、乾薑人參半夏丸、當歸貝母苦參丸、當歸散、白朮散、芎歸膠艾湯、葵子茯苓散、

密。長沙室。妊娠篇。丸散、（十方中丸散者有）七。桂枝湯。列第一。附半、（附子、半夏、乾薑）薑功

超軼內。十方。皆法律。

小柴胡湯　竹葉湯

產後篇。有神術。小柴胡。首特筆。竹葉湯。風痙、疾陽旦

湯。功與匹。腹痛條。須詳悉。羊肉湯。疠痛、謠。痛滿煩。求枳實著。臍痛下。痰吉、痛而煩。裏熱窒。攻涼、施。毋固必。

雜病門。還熱讀。二十方。效俱速。隨証詳。難悉錄。（藥料彙）

惟溫經。帶下、服甘。麥湯。臟燥、服。藥到咽。效可卜。道中人須造福。

小兒第二十五

小兒病。多傷寒。稚體陽。邪、易千。凡發熱。太陽觀熱。未已。變多。端。太陽、外。仔細看。遵法治。危而安。若吐瀉。求太陰。吐瀉、甚。變風搖。慢脾、說。即此尋。

陽毒桂枝湯加梔子

芍甘湯

枳實芍藥散

下瘀血湯

攻裏大承氣湯

溫經湯

甘麥大棗湯

熱觀太陽

吐瀉太陰

瀉甚風搖

醫門索源 九

醫門宗派……

二者（太陽 太陰）

陰陽證。二太擒。千古秘。理蘊深。即痘疹。此傳心。誰同

志。度金鍼。（終）

（總註一）六一水、通聖散、
（總註三）麻附辛、敗毒散、
杏子安、防茯湯、蒲灰散、
（總註五）白虎丸、一蒂湯、
青龍單、防己安、防加苓、
厚黃味、澤瀉填、外台雉、
（總註七）茯苓丸、芍藥散、貝母參、當归參、
（總註八）大承氣、竹甘膠、
土水根、瀉心湯、旋覆花、
抵當施、归芍襄、腎氣丸、
（特註一）氣與血、痰與鬱、

（總註二）風引湯、侯氏散、
（總註四）越脾湯、白朮將、麻黃湯、附子黃、
桂黃襄、桂姜辛、耆芍棗、枳朮湯、防己黃、
（總註六）腎氣丸、苓桂甘、甘遂夏、十棗連、
瀉肺然、己椒丸、五苓散、小半夏、茯苓加、
茯苓鮮、
芎归味、膠艾加、葵茯苓、白朮填、
（總註九）小柴胡、夏朴湯、甘大棗、青龍揚、
溫經湯、礬石丸、黃疸湯、紅藍花、膠艾湯、
建中漆、蛇床子、膏髮煎、瘡蝕齒、狼牙藏、
（特註二）痰與懸、溢與支、

（註）舊述已[illegible]……
[illegible]
[illegible]
向陰陽[illegible]……
又[illegible]
[illegible]
[illegible]
[illegible]
[illegible]
……也特此附註

臟腑經絡章

五臟表裏
肺……大腸 胸
脾……胃
心……小腸 膻中
腎……膀胱
肝……膽

十二經絡定名賦 (圖)

[illegible]

手太陰肺兮、陽明大腸。(手)足陽明胃兮、太陰脾土。
(足)手少陰心兮、太陽小腸。(手)足太陽膀胱、少陰腎水。(足)
手厥陰兮屬包絡。—手少陽兮歸三焦。
足少陽兮為膽。—足厥陰兮肝然。
十二經絡定名、務要詳參兮。銅人圖註、更要詳觀。

(註)按血氣貫注十二經、由肺之中府起、依次貫注至大腸、胃、心、小腸、腎之各經絡、以至期門、周而復始一百遍。

舊醫書之外科十種之臟腑圖

[illegible]

改訂十二經詩
手陰從臟行於手、從手行頭是手三陽、足之三陽從頭走足、三陰上腹要參詳。

十二經詩

手三陰從臟行於手。從手行頭是手三陽。足之三陽從頭

走足陰上腹要參詳

十六絡詩

肺、大腸、胃、脾、

肺經列缺絡、偏歷屬大腸、胃有豐隆絡、脾則公孫詳、

心、小腸、膀胱、腎、

心經絡通里、支正屬小腸、飛陽膀胱絡、腎絡大鐘彰、

手心、三焦、膽、肝、

內關手心主、外關三焦藏、膽絡光明穴、蠡溝肝莫忘、

任、督、脾、胃、

任脉屏翳會、督脉絡長强、更有大包脾大絡、胃絡虛里在左旁、脾胃之絡兩見、以脾胃為藏府之本也、

十二經絡及八脉節歌

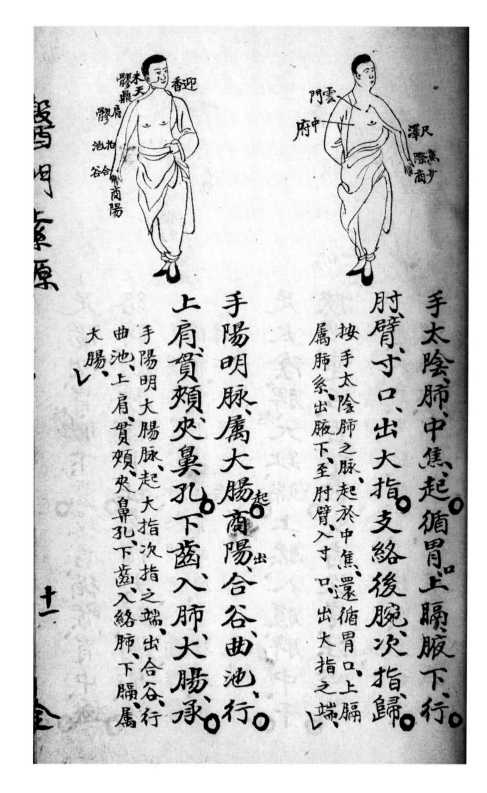

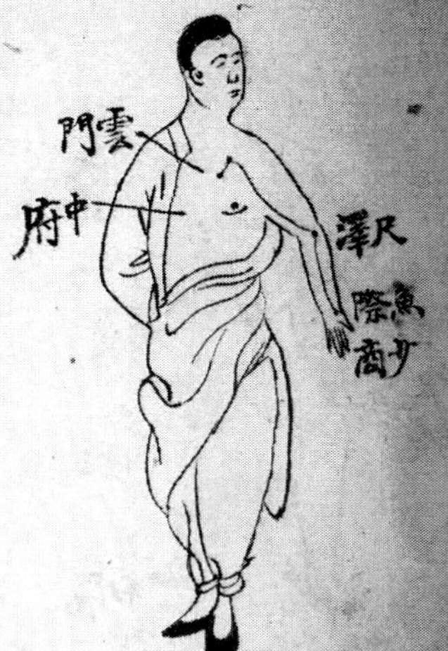

手太陰肺、中焦、起。循胃口上膈、腋下、行。肘、臂、寸口、出大指。支絡後腕、次指、歸。

按手太陰肺之脉、起於中焦、還循胃口、上膈屬肺系、出腋下、至肘臂、入寸口、出大指之端、

手陽明脉、屬大腸起。商陽出、合谷、曲池、行。上肩、貫頰、夾鼻孔。下齒、入肺、大腸、承。

手陽明大腸脉、起大指次指之端、出合谷、行曲池、上肩、貫頰、夾鼻孔、下齒、入絡肺、下膈、屬大腸、

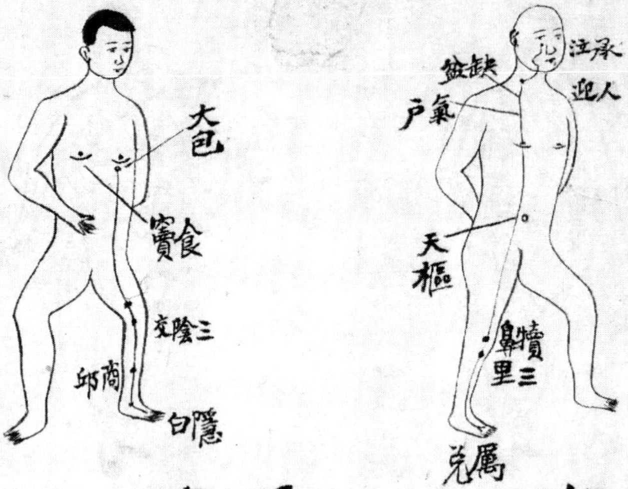

足陽明、胃、起眼下、入齒○環脣、循喉、胃中、逐○
絡脾、挾臍膝、中趾○支循大趾、屬兑、絡○
足陽明胃經脉、起眼下、入齒、環脣、循喉嚨、下膈、屬胃、絡脾、下挾臍、至膝下、入足中指、✓

足太陰、脾、起大趾、端○上膝、入腹、脾中、干○
挾咽、連舌、舌下、散○支者從胃、注心、間○
足太陰脾之脉、起大指之端、上膝股、入腹、屬脾、絡胃、上挾咽、連舌本、散舌下、✓

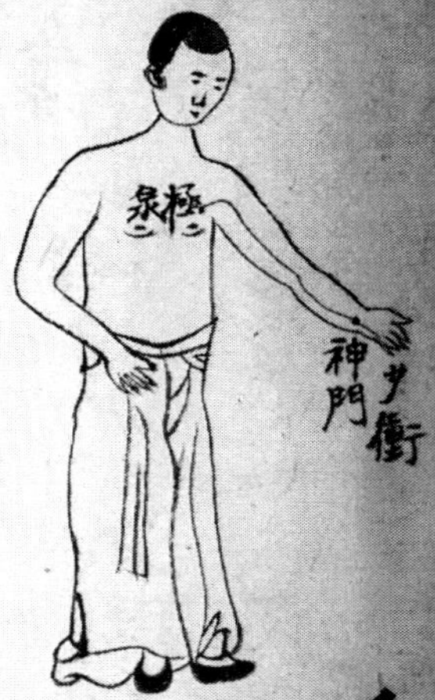

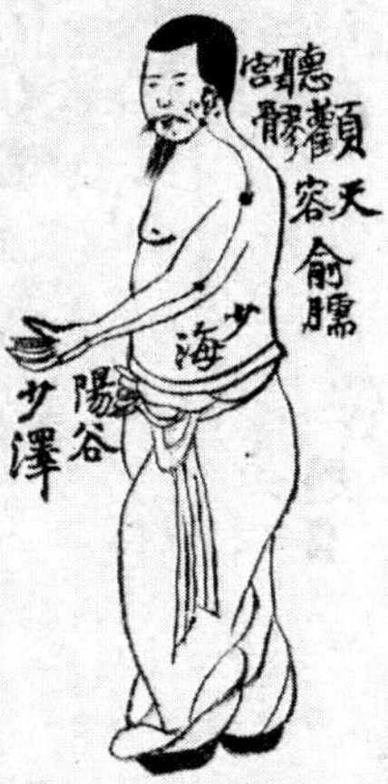

手少陰、心、起心中。出心、下膈、小腸、絡。上肺、腋、肘、小指、間。支者上行、挾喉咽。

手少陰心之脉、起於心中、出心系、下膈、絡小腸、復上肺、出腋下、至肘、抵掌中、入小指之內、其支者上挾咽、

手太陽經、小腸、脉。起小指、循手外、上肘、肩。入絡心、下膈抵胃、腸。支顴、與足太陽接。

手太陽小腸之脉、起小指之端、循手外、上肘、繞肩、入絡心、下膈、抵胃、入小腸、

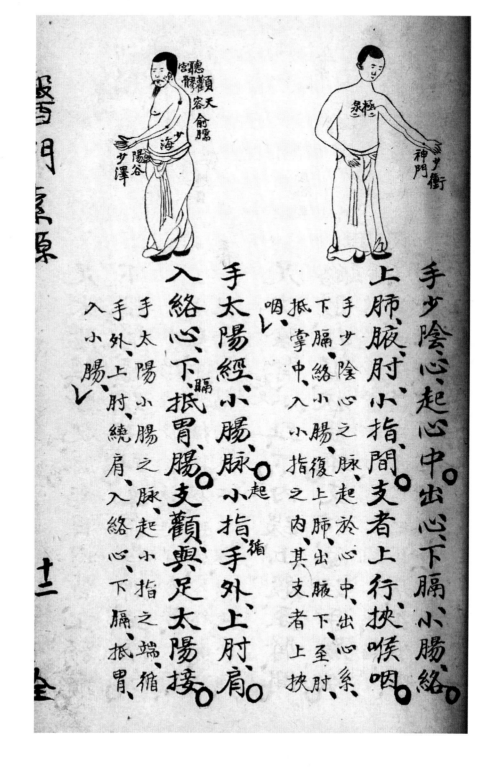

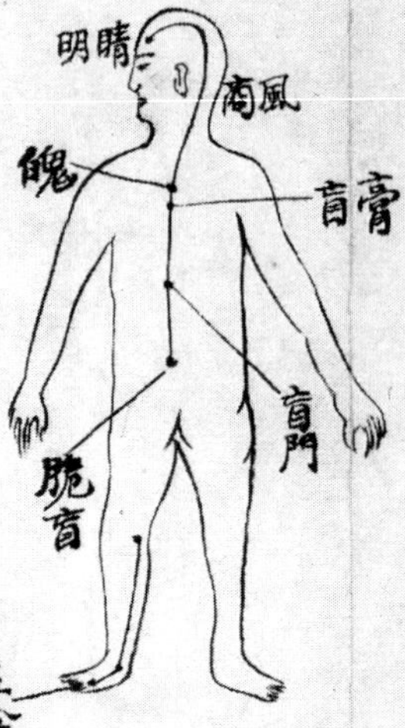

足太陽經、膀胱、脉。起目内眥、上額交巔。

下腦後入絡腎、膀、踝小趾。支貫臀胛、至陰全。

足太陽膀胱之脉、起目内眥、上額、交巔、下腦後、挾脊、抵腰、入絡腎、下屬膀胱、循髀外、下至踝、終足小指、

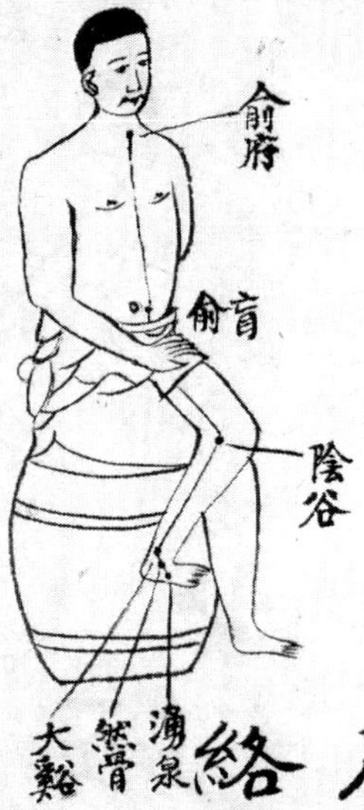

足少陰腎起足小趾、下循内踝、上股、至腎、間。

絡膀、循喉、挾舌本。支肺、絡、注手厥陰。

足少陰腎之脉、起小指之下、循内踝、上股、貫脊、屬腎、絡膀胱、循喉嚨、挾舌本、其支者出絡心、

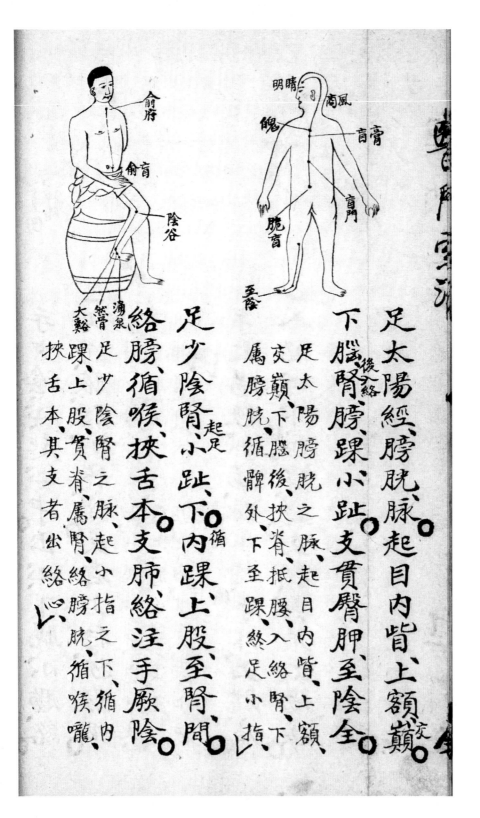

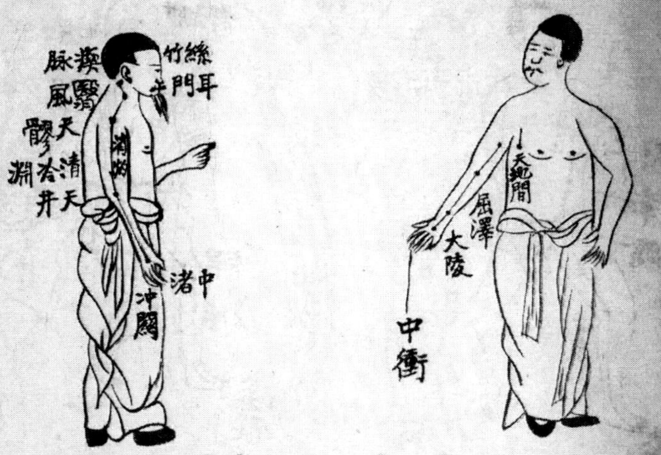

手厥陰經包絡脈、胸起下膈、歷三焦。（起胸屬心包絡）出腋入肘、抵中指。支從小指、次指交。

手厥陰包絡之脈、起於胸中、屬心包絡、下膈、歷三焦、出腋、入肘、抵掌中、循中指之端、ㇾ

手少陽經三焦脈。小次（指）指、肘（端上貫）入缺盆間。（布）膻中絡心（包絡膈屬）、下三焦。支耳、貫頰眥胆連。

手少陽三焦之脈、起小指次指之端、循手表上貫肘、入缺盆、布膻中、絡心包絡、下膈、屬三焦、支者出耳上角、ㇾ

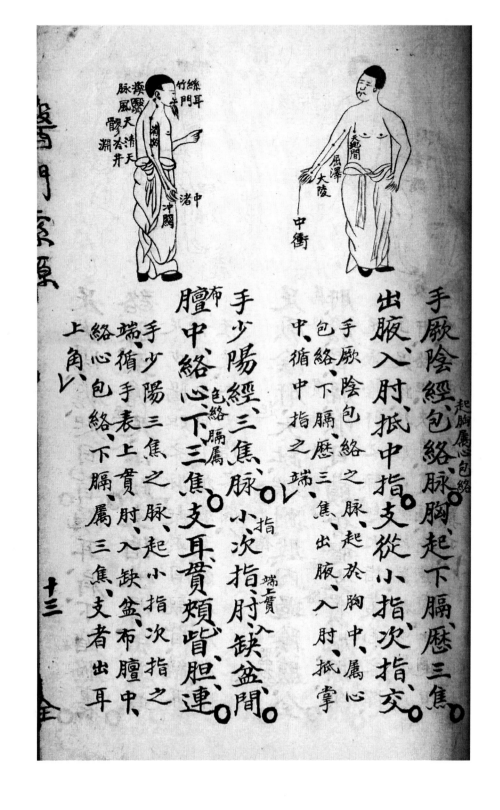

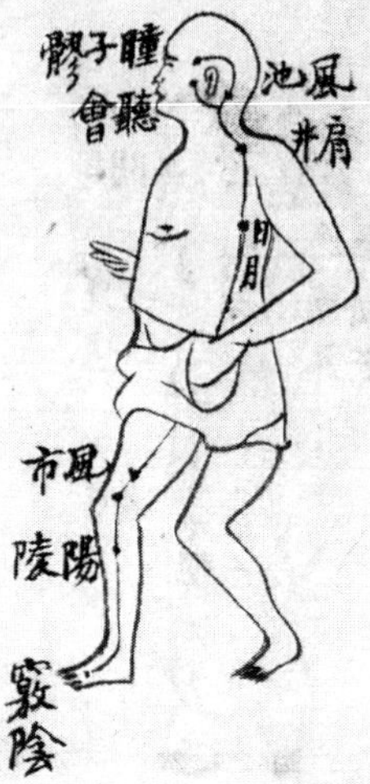

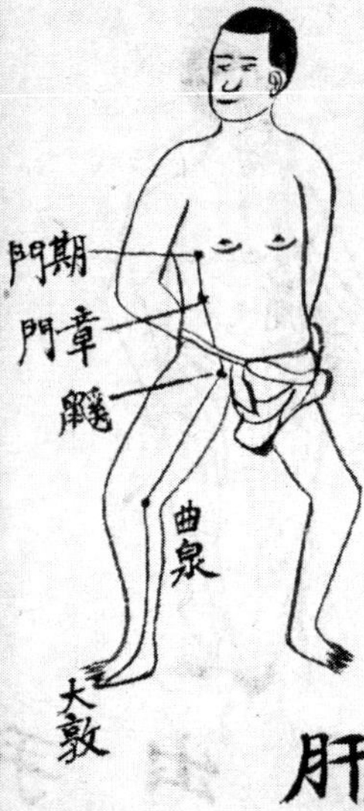

足少陽膽、起目眥。繞耳肩、下循脇裏。
絡肝、至膽、(至)足(入)小趾。支循歧骨、出其端。

足少陽胆之脉、起於目鋭眥、繞耳前後、至肩下、循脇裏、絡肝、屬胆、下至足、入小指之間。

足厥陰肝(起)大趾、端(至足)跗(循)股、内過陰(器抵)腹、全。
(屬)肝、(絡)膽、(挾)胃、(貫)膈、(循)喉、(過)目、(會)巔。會督(脉)支(絡)貫膈肺、然。

足厥陰肝之脉、起大指叢毛之際、上足跗、循股内、過陰器、抵小腹、屬肝、絡胆、挾胃、貫膈、循喉嚨、上過目系、與督脉會於巔頂。

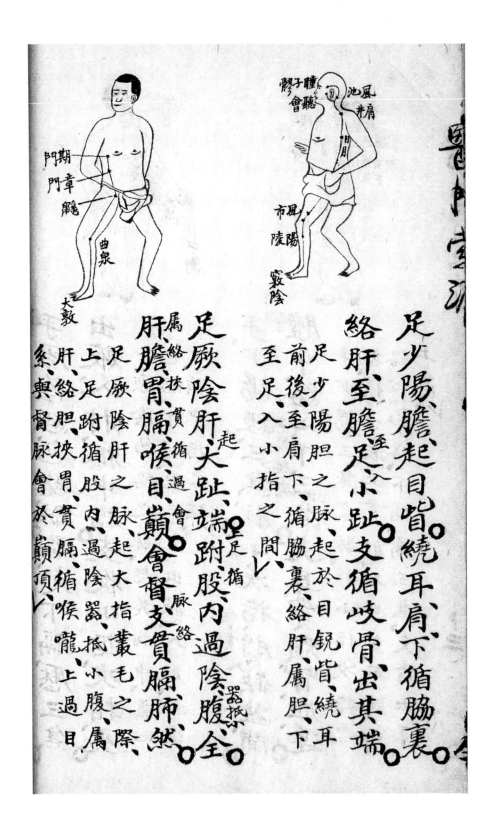

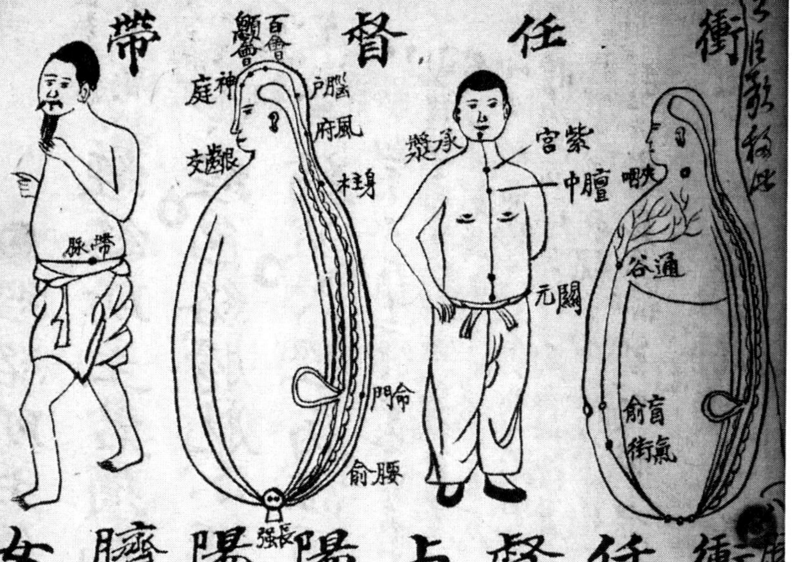

衝、起少腹内胞中○挾臍（並足陽明）至胸上夾咽○

任、起少腹胞（之前）室下○會陰循臍膻（中）嚨（喉）承漿○

督、起腎中下（至）胞室○下絡陰器（至）尻脊（貫）俞（腰）○

上行腦後交巔（至顖）會○（入）鼻柱（終於）人中與任（脈）交○

陽維、陽蹻行身背○陰維、陰蹻身前行○

陽脈當從太陽治○陰脈理宜太陰程○

臍後當腎十四椎○出帶圍身前（垂至）胞中○

女子賴以繫胞胎○病帶（女子帶下）脾土宜詳參○

十四

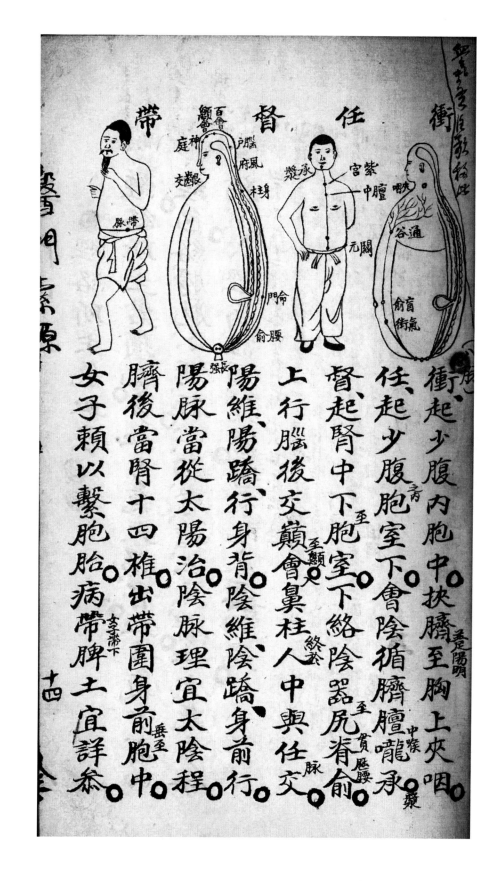

經絡所主氣血歌

經絡所主君須記。多血多氣大腸、胃。血多氣少有四經包絡、膀胱、小腸、肝。心、肺、腎、膽、三焦、脾。血少氣多今猶然。六經病証須精審，醫家臨床要細究。

多血多氣 大腸、胃。
血多氣少 包絡、膀胱、小腸、肝。
血少氣多 心、肺、腎、膽、三焦、脾。

血氣流注十二經，圜而復始[illegible]八脈[illegible]之前
晚程中[illegible]
自[illegible]
心[illegible]
睛[illegible]
[illegible]
[illegible]

藥性章

藥性賦并解

皆通辨例

諸根皆升、諸子皆降、諸花與諸葉皆散、

中品 犀角 苦酸鹹寒

中品 羚羊角 鹹寒

上品 澤瀉 甘寒

中品 海藻 苦鹹寒

諸藥賦性此類最寒。犀角解乎心熱、羚羊清乎肺肝。

（解）牛屬土而犀則居水、其得水土之精可知、凡物之毒者、投水土則毒自化、犀得水土之精、故化毒之功為多、其角中虛、有通灵之象、故能養心除邪、凡邪入心包者、非犀角不能引邪外出。羚羊掛角樹稍、身懸而睡、其筋最直、角尤為精氣所在、故性微寒、功專舒筋、不僅內靖肝熱、且能引邪外出、

澤瀉利水通淋而補陰不足。海藻散癭破氣而治疝何難。

上言〻〻菊花苦平
下言射干苦平
上言薏苡甘寒
上言藕節甘平
○瓜蔞子

（解）澤瀉生於根下、能化氣上行、引腎陰以達於上、故曰補陰不足、○海藻生於水中、味微鹹而具草之質、是秉水木二氣、故能清火潤肝木、其能散癭治疝、鹹能軟堅也○

聞之菊花能明目而清頭風○射干療咽閉而消癰毒○

（解）菊得天地秋金清肅之氣、而不甚燥烈、故於頭目風火之疾尤宜、○射干味苦能降利也○

薏苡理脚氣而除風濕○藕節消瘀血而止吐衄○

（解）○薏苡生於莖上、能化氣下行、引肺陽以降於下、藕生水中、有孔能通氣、其節至堅、而生氣全由此遞達、其汁越時變赤、故入血、其消瘀通之力也、通則不滯矣、味甘而潤、故能止衄也○

瓜蔞子下氣○潤肺喘兮又且寬中○車前子止瀉利小

上品 車前子 甘寒

上 中品 黃蘗 苦寒

○兜鈴

○地骨皮

○薄荷葉

中品 枳殼 苦寒

中品 枳實 苦寒

中品 乾葛 甘辛平

上品 柴胡 苦辛

便兮尤能明目。

(解)張蔓多汁、故能潤肺、下氣寬中、降之力也、○車前性至難死、雖日遭車輪之蹂躪、而猶能生發、其氣之盛也可知、其能止瀉、化氣分利之力也〻

是以黃蘗瘡用。兜鈴嗽醫。黃蘗苦能清火、、兜鈴苦能降氣〻

地骨皮有退熱除蒸之效。薄荷葉宜消風清腫之施。

(解)地骨皮除骨蒸之熱〻 ○薄荷葉辛涼透泄〻

寬中下氣。枳殼緩而枳實速也。療肌解表。乾葛先而柴胡次之。○枳殼苦寒降氣〻 葛根入太陽陽明二經、能升下陷之清陽、

王潛齋曰、誤用能傷胃液、柴胡入少陽經、能升泄少陽之邪、所謂表者、少陽之表也、王潛齋曰、誤用最劫肝陰、

○百部

中品　梔子　苦寒

百部治肺熱咳嗽可止○梔子涼心腎鼻衄最宜○

(解)百部性能殺蟲、其苦降之力可知、○梔子體輕多汁、形狀象心、故入心、心腎同屬少陰、故兼入腎、體係木質、本在諸子皆降之例、性又苦降、柯韻伯所謂屈曲下行者也、

中品　玄參　苦寒

上品　升麻　甘苦寒

玄參治結熱毒癰○清利咽膈○升麻消風熱腫毒發散瘡痍○

(解)玄參味苦鹹、色黑、入腎、腎陰得滋、而咽膈自然清利、熱退而癰毒自消、○升麻性升、此必風熱

○膩粉
○金箔
上品 茵陳 苦辛微寒
中品 瞿麥 苦寒
上品 朴硝 苦寒
中品 石膏 辛寒
○前胡
上品 滑石 甘寒

為陰邪遏蔽、氣鬱成癰腫者、

嘗聞膩粉抑肺而斂肛門○金箔鎮心而安魂魄○重鎮之效

茵陳主黃疸而利水○瞿麥治熱淋之有血○茵陳秉北方之色、經冬不凋、傲霜凌雪、歷徧冬寒之氣、故能除熱破結、

朴硝通大腸破血而止痰○石膏治頭疼解肌而消煩渴○朴硝味鹹、鹹能潤燥、鹹以軟堅、○石膏大寒、寒能勝熱、味甘而辛、性沉而主降、已備秋金之體、色白通肺、質重而含津、已具生水之用、

前胡除內外之痰實○滑石利六腑之澀結○前胡降氣之效、滑石滲濕之效

醫門索源　藥性寒　十七

上品 天門冬 苦平
上品 麥門冬 甘平
○竹茹
○大黃
上品 宣黃連 苦寒
中品 淫羊藿 辛寒

天門冬止嗽補血冷而潤肝心。麥門冬清心解煩渴而除肺熱。

天冬、麥冬、均係有汁滋潤之品、天冬汁膿於麥冬、故其力亦較麥冬為厚。

又聞治虛煩除穢嘔須用竹茹。通秘結導瘀血必資大黃。

竹紋細緻、內堅而中空、凌冬不凋、且又多汁、其氣之盛也、可知、性喜南行、又能從陰引陽、竹茹象人身筋絡、舒絡之功最勝、其治煩除嘔、舒絡之效也、舒絡氣自順矣、○大黃味苦大寒、得地火之陰味、色黃為火之退氣、所發見、故能退火、專下血分之結、味厚有烈氣、味既降而氣又助之、故能速下。

宣黃連治冷熱之痢。又厚腸胃而止瀉。淫羊藿療風寒之痺。且補陰虛而助陽。

中品 茅根 甘寒

中品 石韋 苦平

（解）宣黃連味苦而氣不烈、且又無油滑之汁、故祇能清火燥濕、而不能下達也。淫羊藿行氣之效也、

茅根止血與吐衄。石韋通淋於小腸。

茅根色白味甘、根能四達、交春而發、含有生意、其能止血、舒氣之效也、

上品 熟地黃 甘寒

上品 生地黃 甘寒

熟地黃補血且療虛損。生地黃宣血更醫眼瘡。

（解）生地黃得中央濕土之氣而生、內含潤澤、土之濕也、外現黃色、土之色也、及經蒸曬、變成黑色、名熟地矣、味甘又屬土之味、故地黃得土中之水氣、潤脾而兼滋腎、其能補血也何疑、至宣血、為佐以宣血之品、若地黃本性、則斷不能宣血也、

中品 赤芍藥

中品 白芍藥 酸苦平

赤芍藥破血而療腹疼。煩熱亦解。白芍藥補虛而生

醫門索原 藥性寒 十八

○牽牛　下苦　貫衆 苦微寒
○○金鈴子　萱草根

新血退熱尤良。

（解）厥陰為陰之盡，芍藥居三春之末，為百花之殿，氣適合乎厥陰，故治血之功多，鄒潤安氏稱其能破陰結，則療腹疼，生新血，破結之力也。

若乃消腫滿逐水於牽水，除毒熱殺蟲於貫衆。

（解）牽牛降水之效，○貫衆能解水毒，其殺蟲，苦之力也。

金鈴子治疝氣而補精血，萱草根治五淋而消乳腫。

側柏葉治血山崩漏之疾，香附子理血氣婦人之用。

（解）柏葉性燥氣香，陰虛者慎之。

上品 地膚子 苦寒
中品 山豆根
中品 白蘚皮 苦寒
旋覆花
中品 荊芥穗 辛溫
瓜蔞根

地膚子利膀胱可洗皮膚之風○山豆根解熱毒能止咽喉之痛○白蘚皮去風治筋弱而療足頑痺○旋覆花明目○治頭風而消痰嗽壅○又況荊芥穗清頭目便血○疎風散瘡之用○瓜蔞根療黃疸毒癰消渴解痰之憂○

(解)荊芥性似薄荷、故能散皮毛、而質比薄荷略沉、故能入血分以散肌肉、○蔞根寒能清熱、所謂解痰、必熱痰也、

中品 地榆 苦寒
昆布

地榆療崩漏○止血止痢○昆布破疝氣散癭散瘤○

(解)昆布味鹹、鹹能軟堅也、

醫門索源 藥性寒 十九

中品 淡竹葉 苦平

中品 牡丹皮 辛寒

療傷寒治虛煩，淡竹葉之功倍；除結氣破瘀血，牡丹皮之用同。

（解）丹皮氣香味兼苦辛，為血中氣藥，專於行血破瘀，故能墮胎消癖。若無瘀而血熱妄行，及血虛而無外感者，皆不可用。惟入於養陰劑中，則陰藥藉以宣行而不滯，併可收其涼血之功。故陰虛人熱入血分而患赤痢者，最為妙品。然氣香而濁，極易作嘔，胃弱者服之即吐，用者審之。

中品 知母 苦寒

上品 牡蠣 鹹平

知母止嗽而骨蒸退，牡蠣濇精而虛汗收。

（解）知母寒能清熱，其所止之嗽，必熱嗽也。牡蠣重能鎮逆，鹹能軟堅，不僅濇精止汗也。

中品 貝母 辛平

貝母清痰，止咳嗽而利心肺；桔梗開肺，利胸膈而治

●桔梗 明喉

(解)桔梗開肺氣之結、宣心氣之鬱、上焦藥也、肺氣開則腑氣通、故亦治腹痛下利、若下焦陰虛而浮火易動者、即當慎之、病雖見於上焦、而來源於下焦者、尤爲禁劑∠

中品 黄芩 苦寒
上品 槐花 苦寒
下品 常山 苦寒
下品 葶藶 辛寒

若夫黄芩治諸熱、兼主五淋、槐花治腸風、亦醫痔痢、常山理痰結而治温瘧、葶藶瀉肺喘而通水氣、此六種藥性之寒、又當考圖經以博其所治、觀夫方書以參其所用、其庶幾矣、

●華撥
中品 生薑 辛微温

(熱性)藥有温熱、又當審詳、欲温中以華撥、用發散以生薑、

(解)華撥是子、故温中、生薑是根、故發散∠

上品 五味子 酸溫
●膃肭臍
中品 川芎 辛香溫
上品 續斷 苦溫
中品 麻黃 苦溫
●韭子
下品 川烏 辛溫
下品 天雄 辛溫
中品 川椒 辛溫
中品 乾薑 辛溫

五味子止嗽痰。且滋腎水。膃肭臍療勞瘵。更壯元陽。

（解）五味止嗽，必同乾薑，大抵藉乾薑辛溫之力為多，酸能生津，酸滋腎水。

原夫川芎祛風濕。補血清頭。續斷治崩漏。益筋強脚。

（解）川芎味既苦辛，質不柔潤，性專走竄，主行心肝之血，苦辛則能生血，走竄則能祛風濕。續斷筋紋，如骨節相連，故主接筋骨，去骨節間之風寒。

麻黃表汗以療欬逆。韭子助陽而醫白濁。川烏破積有消痰治風痹之功。天雄散寒為去濕助精陽之藥。

觀夫川椒達下。乾薑煖中。葫蘆巴治虛冷之疝氣。生

○葫蘆巴
○生卷柏
上品 白朮 甘溫
上品 菖蒲 辛溫
○丁香
○上品 良薑
上品 肉蓯蓉 甘鹹溫
中品 石硫黃 酸溫
○胡椒
中品 秦椒 辛溫
中品 吳茱萸 辛溫
上品 靈砂 甘溫

卷柏破癥瘕而血通。白朮消痰壅溫胃。兼止吐瀉。菖蒲開心氣散冷。更治耳聾。

(解)菖蒲能於水石中橫行四達、辛烈芳香、其氣之盛也可知、故清解藥用之、賴以祛痰穢之濁而衛宮城、滋養藥用之、藉以宣心思之結而通神明、周文王嗜此、多男而壽、良有以也。

丁香快脾胃而止吐逆。良薑止心氣痛之攻衝。肉蓯蓉填精益腎。石硫黃煖胃驅蟲。胡椒主去痰而除冷。秦椒主攻痛而治風。吳茱萸療心腹之冷氣。靈砂定心臟之怔忡。

○蓽澄茄
○蓬莪朮 朮作茂
○縮砂
○附子
○白豆蔻
○紅豆蔻
中品 ○鹿茸 甘溫
○虎骨
○檀香
○鹿角
○米醋
上品 ○紫蘇 辛溫
○藊豆
○酒

蓋夫散腎冷○助脾胃須蓽澄茄○療心痛○破積聚用蓬莪朮○縮砂止吐瀉安胎○化酒食之劑○附子療虛寒翻胃○壯元陽之力○白豆蔻治冷瀉○療癰止痛於乳香○紅豆蔻止吐酸○消血殺蟲於乾漆○

豈不知鹿茸生精血○腰脊崩漏之均補○虎骨壯筋骨○寒濕毒風之並袪○檀香定霍亂○而心氣之痛愈○鹿角秘精髓○而腰脊之痛除○消腫益血於米醋○下氣散寒於紫蘇○藊豆助脾○則酒有行藥破血之用○麝香開竅○

上品 麝香 辛溫
中品 葱 辛平
○五靈脂
○麒麟竭
○麋茸
中品 當歸 苦溫
中品 烏賊骨 鹹溫
○鹿角膠
○白花蛇
○烏梢蛇
○烏藥
上品 禹餘糧 甘寒

則葱為通中發汗之需○

嘗觀五靈脂治崩漏理血氣之刺痛○麒麟竭止血出療金瘡之傷折○麋茸壯陽以助腎○當歸補虛而養血○烏賊骨止帶下且除崩漏目翳○鹿角膠止血崩能補虛羸勞絶○五靈脂治崩漏、是通法、烏賊骨治崩漏、是塞法、白花蛇治癱瘓○除風痒之癬疹○烏梢蛇療不仁○去瘡瘍之風熱○

圖經云○烏葯有治冷氣之效○禹餘糧乃療崩漏之因○

下品 巴豆 辛溫
中品 獨活
中品 山茱萸 酸平
上品 白石英 甘微溫
中品 厚樸 苦溫
上品 肉桂 辛溫
鯽魚
下品 代赭 苦寒
沉香
上品 橘皮 苦辛溫
上品 木香 辛溫
半夏

巴豆利痰水能破寒積○獨活療諸風不論久新○山茱萸治頭暈遺精之藥○白石英醫咳嗽吐膿之人○厚樸溫胃而□□去嘔脹○消痰亦驗○肉桂行血而療心痛○止汗如神○是則鯽魚有溫胃之功○代赭乃鎮肝之劑○沉香下氣補腎○定霍亂之心痛○橘皮開胃去痰○導壅滯之逆氣○此六十種藥性之熱○又當博本草而取治焉○

（溫性）

溫藥總括○醫家素諳○木香理乎氣滯○半夏主於風痰○

(解)木香以氣勝、故其功皆在乎氣、且其形、莖五、枝五、葉五、節五、皆合脾土之數、香而不散、則氣能下達、故理脾之功居多、○半夏色白而味辛、爲肺經燥濕之藥、蓋肺屬金、喜歛而不喜散、歛則肺葉垂而氣順、散則肺葉張而氣逆、半夏之辛、與薑桂之辛迥別、入喉則閉不能言、塗金瘡則血不復出、辛中帶澀、故能疎而又能歛也、且辛之歛與酸之歛不同、酸則一主於歛、辛則歛之中有發散之意、尤與肺投合也、

蒼朮苦溫

○蘿蔔

蒼朮治目盲○燥脾去濕宜用○蘿蔔去膨脹○下氣制麪尤堪○

(解)蘿蔔能制麪毒、故一名來服、言來麰之所服也、種類甚多、生用能解風火溫燥濕熱之邪、故烟

醫門索源　藥性溫　二十三

毒煤毒酒毒火毒失音痰閉、中風咽喉諸病、無不立奏神效、熟用補脾肺、和陽胃、耐風寒、肥健人、可以代糧救荒、誠蔬圃中聖品也、

○鍾乳粉 中品
青鹽 甘鹹寒 上品
山藥 甘平 上品
阿膠 甘平 上品
赤石脂 甘平 上品
陽起石 鹹溫 中品

況夫鍾乳粉補肺氣兼療肺虛、青鹽治腹疼兼滋腎水、山藥脾濕能醫、阿膠痢嗽皆止、赤石脂治精濁而止瀉兼補崩中、陽起石煖子宮以壯陽、更療陰痿、

（解）赤石脂塞治之效、○陽起石生於泰山山谷、爲雲母石之根、其山冬不積雪、夏則生雲、積陽上升、故或乘大氣而上飛、或隨日氣而升騰、凡人以病陽氣下陷、陽物不舉者、用以升舉陽氣、亦以陽助陽之義而已、惟稍一不慎、即令人發狂而死、亦足見金石之黠性矣、

中品紫菀苦温
上品防風甘温
○蒼耳子
○威靈仙
上品細辛辛温
○艾葉
上品羌活苦甘平
中品白芷辛温
○紅藍花
○劉寄奴

諏以紫菀治嗽○防風祛風○紫菀能使肺氣得宣、則嗽自已、
蒼耳子透腦止涕○威靈仙宣風通氣○細辛去頭風止
嗽而除齒痛○艾葉治崩漏○安胎而醫痢○紅
（解）細辛專治少陰伏風内發者、○艾葉能温血室、此必是火不足者也、
羌活明目驅風○除濕毒腫痛○白芷止崩治腫○瘰痔漏
瘡癰○若乃紅藍花通經○治産後惡血之餘○劉寄奴散
血○療湯火金瘡之苦○
（解）紅花色赤多汁、生血行血之品也、蓋婦人有餘於氣、不足於血、所不足者、乃衝任之血、散於皮

膚肌腠之間，充膚温肉，生毫毛，男子上唇口而生髭鬚，女人月事以時下，故多不足也。花性上行，花開散蔓，主生皮膚間散血，能資婦人之不足，故主治婦人之風。緣血虛則皮毛之腠理不密，而易於受風也。此血主衝任，故專治胎産惡血。仲景紅藍花酒單治婦人六十二種風病，此即治風先治血，血行風自滅也。

○茵芋葉
○骨碎補
○藿香葉
○草果仁
○巴戟天 甘温
○玄胡索

減風濕之痛。○則茵宇葉療折傷之症。○則骨碎補、藿香葉辟惡氣而定霍亂。○草果仁温脾胃而止嘔吐。○巴戟天治陰疝白濁。○補腎尤滋。○玄胡索理氣痛血凝。○調經有助。○玄胡索能破瘀，瘀破則經自調。

中品 款冬花 辛溫
○肉豆蔻

嘗聞款冬花潤肺。去痰嗽以定喘。肉豆蔻溫中。止霍亂而助脾。

(解)款冬花生於冬月冰雪之中、而花又在根下、乃坎中含陽之象、故能引肺中陽氣下行、而為利痰止嗽之藥、

○撫芎
○何首烏
中品 ○薑黃
中品 防己 辛平
中品 藁本 辛溫
○仙茅

撫芎走經絡之痛。何首烏治瘡疥之資。薑黃能下氣。破惡血之積。防己宜消腫。去風濕之施。

(解)防己生漢中、紋如車輻、主通氣行水、

藁本除風。主婦人陰痛之用。仙茅益腎。扶元氣虛弱

○破故紙
○宣木瓜
中品 ○杏仁 甘苦温
○茴香
○訶子
中品 秦艽 苦平
○檳榔
上品 杜仲 辛平
上品 紫石英 甘温
○橘核仁

之衰。乃曰：破故紙温腎，補精髓與勞傷；宣木瓜入肝，療脚氣與水腫。杏仁潤肺燥止嗽之劑；茴香治疝氣腎疼之用。訶子生精止渴，兼療滑泄之痾；秦艽攻風逐水，又除肢節之痛。訶子固澀之效、秦艽肌紋、左右交纏，故治左右偏風筋脉疼痛之症、檳榔豁痰而逐水，殺寸白蟲；杜仲益腎而添精，去腰膝重。杜仲乃木之皮、中有綿絲、足見秉氣之厚、綿能通氣、其去腰膝重、通氣之效也、當知紫石英療驚悸崩中之疾，橘核仁治腰疼疝氣之瘨。石英性重鎮、紫能入血故也、

○金櫻子
上品 紫蘇子 辛溫
○淡豆豉
○大小薊
○益智
上品 麻仁 甘平
上品 黃芪 甘溫
中品 狗脊 苦平
上品 兎絲子 辛平
○馬藺花

金櫻子兮澀遺精。紫蘇子兮下氣涎。淡豆豉發傷寒之表。大小薊除諸血之鮮。益智安神治小便之頻數。麻仁潤肺利六腑之燥堅。

抑又聞補虛弱排瘡膿莫若黃芪。強腰脚壯筋骨無如狗脊。

(解)黃芪根長數尺、深入土中、體極虛鬆、能吸引土下黃泉之水、以上生其苗葉、氣即水也、引水即是引氣、根中虛鬆竅大者、所引水氣極多、故氣盛而補氣也

兎絲子補腎以明目。馬藺花治疝而有益。

○硼砂 ○龍齒澀涼 ○青皮 ○芡實甘平 ○木賊草 ○花蕊石 ○決明 ○天麻

（解）兎絲子、子中最有脂膏者、莫如兎絲、且炒熟則茅香、又潤而不滑、故能補益肝腎也。

此五十四種藥性之温、更宜參圖經而默識也。

（平性）

詳論藥性平和、惟在以硼砂而去積、用龍齒以安魂。青皮快膈除膨脹、且利脾胃。芡實益精治白濁、兼補真元。原夫木賊草去目翳、崩漏亦醫。花蕊石治金瘡、血行則却。

花蕊石得一氣之偏、神於化血、他藥行血、皆能傷氣、此獨能使血自化、而氣不傷、真去瘀妙品、惟其力能化血爲水、故體弱者慎之。

決明和肝氣、治眼之劑。天麻主脾濕、祛風之藥。甘草

上品 甘草 甘平
上品 石斛 甘平

和諸葯而解百毒蓋以性平○石斛平胃氣而補腎虛○更醫脚弱○

下品 商陸 辛平
○覆盆
○琥珀
○硃砂

觀夫商陸治腫○覆盆益精○琥珀安神而破血○硃砂鎮心而有靈○

(解)琥珀乃松脂入地所化、松為陽木、其脂乃陽汁也、性能黏合、久則化為凝吸之性、故能拾芥、蓋其汁外凝、其陽內斂、擦之使熱、則陽氣外發、而其體黏、停擦使冷、則陽氣內追、而其性收吸、故遇芥則能黏吸也、人身之魂陽也、而藏於肝血陰分之中、與琥珀之陽氣斂藏於陰魄之中、更無以異、是以琥珀有安魂定魄之功、○珠砂正赤、為純陽之色、火之色也、燒之有水銀出、水銀為純陰、陰藏於陽、恰合離火之德、是知硃砂乃天地陰陽之氣、自然鍛鍊而成者也、故能補坎水以填離宮、為養血安神妙品、彼以色赤入心、體重能鎮為釋者、猶皮相之論也、

去 牛膝 苦酸平
上去 龍骨 甘平

牛膝強足補精。兼療腰痛。龍骨止汗住濕。更治血崩。

（解）龍係純陽之物、雖入土化石、既屬龍形、陽之氣未脱也、故昔人以龍骨牡蠣、適合陰陽之德、其止汗住濕治血崩、固不僅濇之力也、

甘松
上品 蒺藜 苦溫

甘松理風氣而痛止。蒺藜療風瘡而目明。

（解）甘松味甘而香烈、故主理脾之氣、

上品 人參 甘寒
上品 蒲黃 甘平

人參潤肺寧心。開脾助胃。蒲黃止崩治衄。消瘀調經。

下品 南星 苦温
○三稜
中品 ○没石
皂角 辛鹹温
○桑螵蛸
○鴨頭血
○蛤蚧

（解）人參生於遼東樹林陰濕之地、夫生於陰濕、秉水陰潤澤之氣也、故味苦甘而有汁液、發之爲三椏五葉、陽數也、此苗從陰濕中發出、是由陰氣生陽、故於甘苦陰味之中、饒有一番生陽之氣、此氣可嘗而得之也、人身之元氣、由腎水之中、以上達於肺、生於陰而出於陽、與人參由陰生陽、同一理也、所以人參大能化氣、氣化而上出於口鼻、即是津液、人參生津之理如是、非徒以其味而已、○蒲生水中、花香行水、水即氣也、水行則氣行、氣止則血止、故蒲黃能止刀傷之血、

豈不以南星醒脾○去驚風痰吐之憂○三稜破積○除血塊氣滯之症○没石主泄瀉而神效○皂角治風痰而響應○桑螵蛸療遺精之洩○鴨頭血醫水腫之盛○蛤蚧治

○牛蒡子
○全蝎
上品 酸棗仁 酸平
上品 桑寄生 苦平
○大腹子
○小草 上品 遠志 苦溫
中品 木通 辛平
上品 猪苓 甘平
上品 蓮肉 甘平
○没藥
○郁李仁
○茯神
上品 白茯苓
上品 赤茯苓 均甘平

勞嗽。牛蒡子疎風壅之痰。全蝎主風癱。酸棗仁去怔忡之病。蛤蚧交尾而死、能通陰陽之氣、故治勞嗽、

嘗聞桑寄生益血安胎。且止腰痛。大腹子去膨下氣。亦令胃和。小草遠志俱有寧心之妙。木通猪苓尤為利水所羅。蓮肉有清心醒脾之妙。没藥任治瘡散血之科。郁李仁潤腸宣水去浮腫之疾。茯神寧心益智除驚悸之疴。

白茯苓補虛勞多在心脾之有眚。赤茯苓破結血獨

利水道以無毒。

（解）茯苓乃松之精汁、流注於根而生、是得天之陽、以下返其宅者也、下有茯苓、其松巔上有茯苓、苗、名威喜芝、茯苓在土中、氣自能上應於苗、得松之精、則有木性、能疏土也、凝土之質、味淡色白、功主滲利、能行水也、其氣不相連接、自上應於苗、故能化氣上行而益氣、人身之氣、乃水中一陽所化、茯苓以質之滲行其水、而氣之陽助其化、所以為化氣行水之要藥、白者入氣、赤者入氣而兼能入血矣、

○麥蘖 ○小麥 ○白附子 ○大腹皮 ○椿根白皮

因知麥蘖有助脾化食之功。小麥有止汗養心之力。

白附子去面風之遊走。大腹皮治水腫之泛溢。椿根

上品 桑根皮 甘寒
○桃仁
○神曲
上品 五加皮 辛溫
上品 柏子仁 甘平
○安息香
上品 冬瓜仁 甘平
中品 殭蠶 鹹辛平
中品 百合 甘平

白皮主瀉血。桑根白皮主喘息。桃仁破瘀血兼治腰疼。神麴健脾胃而進飲食。五加皮堅筋骨以立行。柏子仁養心神而有益。抑又聞安息香辟惡。且止心腹之痛。冬瓜仁醒脾實為飲食之資。

(解) 冬瓜子生氣最盛、他種瓜子即發芽、惟冬瓜雖瓜腐爛、子仍不變、能續生氣於已死之後、故不僅甘涼清熱、能行水通腸、並能續生機於危微之頃、誠寶物也、

殭蠶治諸風之喉閉。百合斂肺勞之嗽萎。

（解）蠶爲食桑之蟲、桑葉本能息風、得風而殭、故爲治風要藥、○百合色白而多瓣、其形似肺、始秋而花、又得金氣之全者、故爲清補肺金之藥、

中品 赤小豆 甘酸平

赤小豆解熱毒瘡腫宜用○枇杷葉下逆氣喘嘔可醫○

○枇杷葉

（解）枇杷葉毛多質勁、味苦氣涼、隆冬不凋、盛夏不萎、稟激濁揚清之性、抱忘炎耐冷之姿、靜而能宣、凡風温温熱暑燥諸邪在肺者、皆可用以保柔金而肅治節、香而不燥、凡濕温疫癘穢毒之邪在胃者、皆可用以澄濁氣而廓中州、豈祇下氣治喘嘔已哉、

下品 連翹 苦平
下品 石楠葉 辛苦平
○穀蘖
○阿魏
○紫河車
上品 大棗 甘平

連翹排瘡膿與腫毒○石楠葉利筋骨與毛皮○穀蘖養脾○阿魏除邪氣而破積○紫河車補血○大棗和藥性以

醫門索源　藥性平　三十　全

開脾。穀蘖、按穀本不能行滯、發為芽則能疏土而消

米穀、

中品 鱉甲 鹹平

上品 龜板 甘平

然而鱉甲治勞瘧。兼破癥瘕。龜板堅筋骨。更療崩疾。

中品 烏梅 酸澀溫平

烏梅主便血瘧痢之用。竹瀝治中風聲音之失。

○竹瀝

（解）竹類甚多、其名不一、但驗其節起雙線者、皆可
入藥、以壯嫩者為良、若節間單線者、名毛竹、所謂
刮腸篦者、即毛竹之筍也、其籜有毛、故名毛竹、
勿入藥用、凡種竹向西北、其根無不向東南行、
者、盧氏謂其稟木火之氣信矣、然既傲雪凌霜、
亦能忘炎敵暑、四時不改其操、性極平和、號為
君子、且植物之本、無不由小而漸大、惟竹出土
之後、雖干青雲而直上、能不改其本體之恒、故
節字從竹、表其無毫髮之放溢也、其皮最𣪊而

志之大、袪穢濁之邪、調氣養營、可塞血實、胎前產後、無所不宜、葉則內息肝膽之風、外清溫暑之熱、故有安神止痙之功、瀝則其液也、故能補血養經絡、達四肢而起廢疾、凡病人久不理髮、結而難梳者、用竹瀝加麻油和勻潤之、即可梳通、故一切憂思鬱結之病、無不治之、世人但用以開痰結、陋矣。

此六十八種平和之藥。更宜參本草而求其詳悉也。

用藥禁宜要義歌括

六陳

枳殼陳皮半夏齊。麻黃狼毒及茱萸。六般之藥宜陳久。入藥方知奏效奇。

十八反

本草明言十八反。半蔞貝斂芨攻烏。藻戟遂芫俱戰草。諸參辛芍叛藜蘆。

烏頭反 半夏 栝蔞 貝母 白芨 白蘞 甘草反 大戟 芫花 甘遂 海藻 藜蘆反 細辛 芍藥 人參 沙參 苦參 丹參

十九畏

硫黃原是火中精。朴硝一見便相爭。水銀莫與砒霜見。狼毒最怕密陀僧。巴豆性烈最為上。偏與牽牛不順情。丁香莫與鬱金見。牙硝難合京三稜。川烏草烏不順犀。人參最怕五靈脂。官桂善能調冷氣。若逢石脂便相欺。大凡修合看順逆。炮爁炙煿莫相依。

妊娠禁忌

蚖斑水蛭及虻蟲。烏頭附子配天雄。野葛水銀并巴豆。牛膝薏苡與蜈蚣。三稜芫花代赭麝。大戟蟬

蜣黄雌雄。牙硝芒硝。牡丹桂。槐花牽牛皂角同。半夏
南星與通草。瞿麥乾姜桃仁通。硇砂乾漆蟹爪甲。地
膽茅根都失中。
竊按藥性之相反者，儼如水火
冰炭之不相容，故不可同用。然仲景有甘遂甘
草同用者，取其相戰以成功，後人識力不及
總以不用為是。至於相畏相使，可不必論。相忌
亦難盡拘。然服麻黄細辛忌油膩，服蜜與地黄、

忌葱白、服黄蠟、忌雞肉、此皆大不相同者、在所
當忌、不可不知也、[redacted]

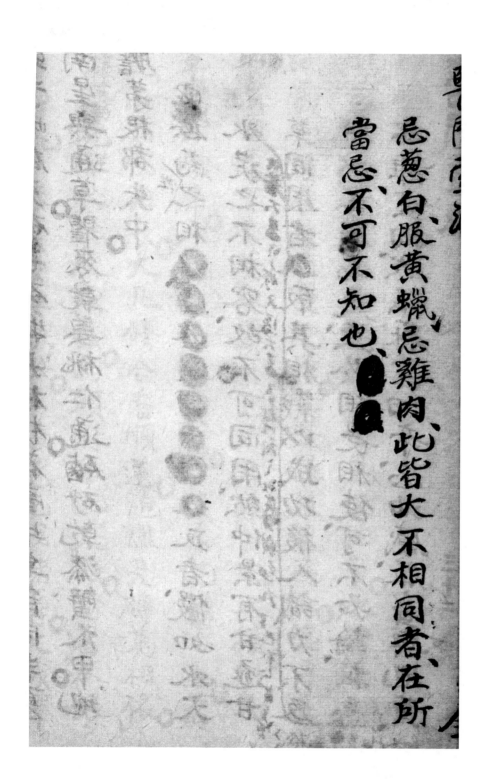

四診章

五臟配五行例

春　心—火—赤色
夏　肝—木—青色
長夏　脾—土—黃色
秋　肺—金—白色
冬　腎—水—黑色

望色詩

春夏秋冬長夏時，青黃赤白黑最宜。
左肝右肺形呈頰，心額腎頦鼻主脾。
察位須知生者吉，審時若遇剋堪悲。
更於黯澤分新舊，隱隱微黃是愈期。

附王叔和敍新生紀 [illegible]

又觀脈 [illegible]

(五行相生) 金生水、水生木、木生火、火生土、土生金。

(五行相剋) 金剋木、木剋土、土剋水、水剋火、火剋金。

辨舌詩

舌上無胎表證輕，白胎半（表半）裡古章程。
黃紅寒淡參枯潤，陰黑陽黃辨死生。

天干所屬：甲乙屬木，丙丁屬火，戊己屬土，庚辛屬金，壬癸屬水。

天干化合：甲己化土，乙庚化金，丙辛化水，丁壬化木，戊癸化火。

地支六合：子丑和化土 [illegible]

三十三

醫門索源

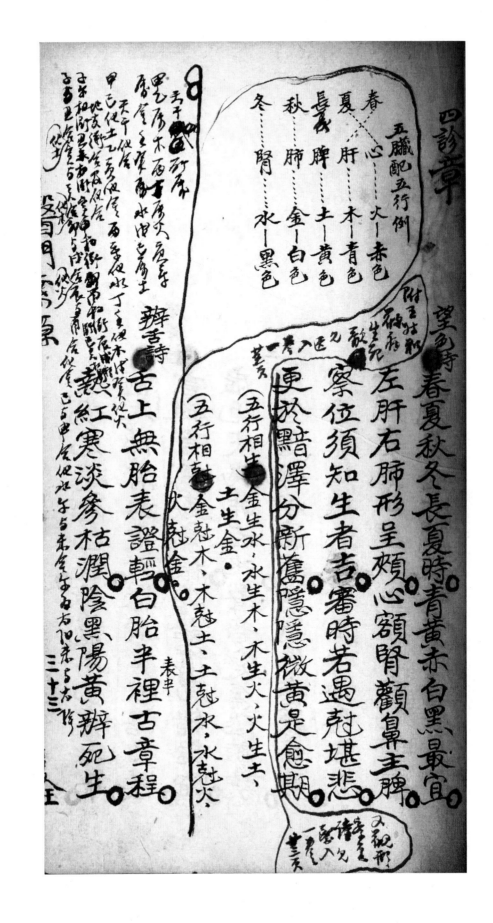

全現光瑩陰已脱○微籠本色氣之平○
前人傳有三十六○採摘多岐語弗精○

聞聲詩

言微言厲盛衰根○譫語實邪錯語惛○
虚呃痰鳴非吉兆○聲音變舊恐離魂○

（二）

肝怒聲呼心喜笑○脾為思念發為歌○
肺金憂慮形為哭○腎主呻吟恐亦多○

問証詩

一問寒熱二問汗○三問頭身四問便○
五問飲食六問胸○七聾八渴俱當辨○

肝酸心苦及脾甘
肺愛於辛腎合鹹
所好即知其臟病
更將色脈與相參

自抄問病另表可參看
特此附記

寸關尺部位
關、正對掌後之高骨、由寸至尺分界處、
寸、從關至魚際穴處也、
尺、從關至尺澤穴處也、

尋脈分列表

左脈心、肝、腎、（左）
寸：小腸、心、膻中
關：肝、胆
尺：小腸、腎、膀胱

右脈肺、脾、命、（右）
寸：胸、肺、大腸
關：胃、脾
尺：三焦、命門、大腸

九問舊病十問因再兼服藥參機變◎
婦人尤必問經期遲速閉崩皆可見◎
再添片語告兒科天花痲疹全占驗◎

尋脈

寸關尺脈宜確定左者血多右者氣◎
右寸主胸大腸肺◎左屬小腸心膻中◎
右關脾胃宜辨重◎左關肝膽脈井越◎
右尺三焦命大腸◎左尺小腸腎膀胱◎
左右寸關與尺部共分十六診應重◎

三十四

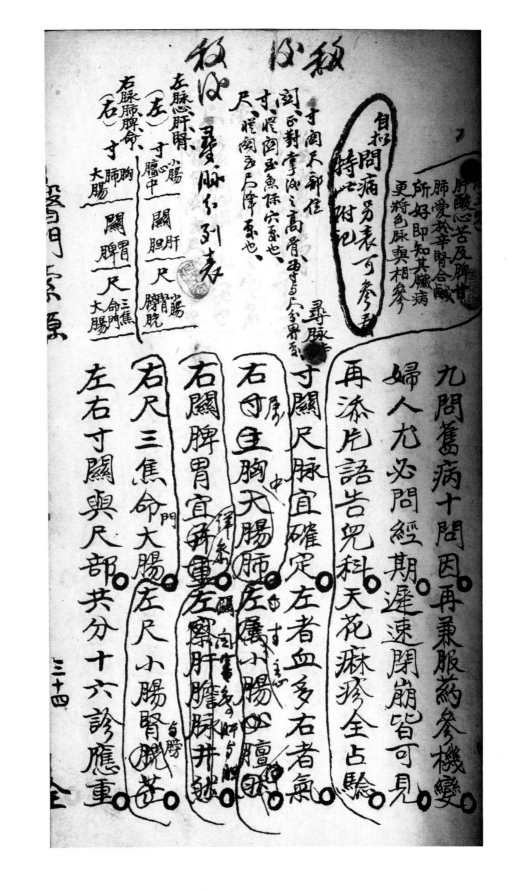

寸內尺初任
尋脉和引表
極沉

志道參合與同契。精審明察斯為瑞。

脉目總歌括

浮芤滑實弦緊洪。七表還陽是本宗。
微沉濇緩遲并伏。濡弱相兼八裏同。
長兮促動牢而細。虛心短結代土中。
疾數大小革與散。胃氣力神要詳攻。
更兼陰陽維與蹻。衝任督帶號奇經。
學者欲識其中意。脉經以內細推宏。

選錄脉要簡要便知一覽表

一浮｜如水漂木　主表實｜亦主裏實
二沈｜重按乃得在筋骨間　主裏實｜亦主裏虛
三數｜一息六至　主實熱｜亦主虛寒
四遲｜一息三至　主虛寒｜亦主實熱
五長｜指下迢迢上至魚際下至尺澤　主氣治｜亦主陰盛虛
六短｜兩頭縮縮寸不過魚際尺不通尺澤　主氣損｜亦主中至
七大｜應指滿溢長而無力　主邪盛｜亦主正虛
八小｜三部皆小指下顯然　主氣虛｜亦主內實

醫門索源　三十五

九 洪—來盛去悠（既大且數） 主熱極—亦主內虛

十 微—按之模糊（若有若無浮中沉皆是） 主陰陽絕—亦主邪閉

十一 實—舉指逼逼（舉按皆強） 主熱實—亦主寒實

十二 虛—豁然浮大（浮見） 主氣血空虛

十三 緊—勁急彈手（彈如轉索） 主寒閉—亦主表虛

十四 緩—來去和緩 主無病—亦主實熱虛寒

十五 濡—如絮浮水（浮見） 主氣衰—亦主外濕

十六 弱—小弱分明（沉見） 主氣虛—亦分陰陽胃氣

十七 芤丨按之減小 浮沈皆有中取減小　主血虛

十八 弦丨端直而長 浮沈皆見　主木盛土衰丨亦看兼脉

十九 滑丨往來流利 數見　主痰飲丨亦主氣血不統

二十 濇丨往來艱濇 遲見　主血虛丨亦主寒濕熱閉

二十一 動丨兩關滑數如珠　主陰陽相搏

二十二 伏丨着骨始得 較沈更甚　主邪閉丨亦分痰火寒氣

二十三 促丨數時一止　主陽邪內陷

二十四 結丨遲時一止　主氣血漸衰丨亦主邪結

醫門索源　三十六

二十五 革—浮取強直按之中空 主精血虛損

二十六 牢—沉取強直搏指沉浮之間 主寒實

二十七 疾—一息十八至 主陽亢—亦主陽浮

二十八 細—細如蛛絲 主氣虛—亦主熱結裏虛

二十九 代—止歇有時 主氣絕—亦主經隧有阻

三十 散—來去不明 主氣散

三十一 督—輕取弦長而浮六脉皆見 主風傷身後總攝之陽故脊強不能俯仰

三十二 衝—按之弦長堅實六脉皆見 主寒傷身前衝要之陰故氣逆裏急

三十三 任—緊細而長 六脉形如豆粒 主寒傷身前承任之陰故少腹切痛

帶脈應移陰蹻之脈次

三十八 帶—兩關左右彈滑而緊 主邪傷中腰帶束之處故腰腹痛

三十四 陽維—右尺內斜至寸而浮 主邪傷一身之表故寒熱不能自持

三十五 陰維—左尺外斜至寸而沉 主邪傷一身之裏故心痛失志

三十六 陽蹻—兩寸左右彈浮緊細 主邪傷左右之陽故腰背苦痛

三十七 陰蹻—兩尺左右彈沉緊細 主邪傷左右之陰故少腹切痛

帶脈應在此

三十九 有力—久按根底不絕非堅勁搏指 主病無害—亦防氣逆

四十 有神—光澤潤滑穩厚肉緩不離中部 主病治—亦防痰蓄

四十一 胃氣—脉緩和匀意思悠悠 主病愈—亦忌穀食減少寸口脉平

醫門索源 三十七

醫門……

陳修園切脈提訣

浮

浮為陽為表
浮而中空為芤主失血
浮而搏指為革主陰傷
不分
浮而不聚為散主氣散

浮為表脈病為陽，輕手捫來指下彰。
芤似著葱知血脫，革如按鼓識陰亡。
從浮辨散形撩亂，定散非浮氣敗傷。
除却沉中牢脈象，請君象外更參詳。

沉

沉為裏為陰
沉而幾無為伏主邪閉
沉而有力為牢主內實

沉為裏脈病為陰，淺按如無按要深。
伏則幽潛推骨識，牢為勁直著筋尋。
須知諸伏新邪閉，可悟諸牢內實損。
除却浮中芤革散，許多活法巧從心。

遲為在臟為寒
遲而時止為結 主氣鬱 血瘀痰泄
遲而更代為代 主氣絕

遲

遲為在臟亦為寒○一息未至四至彈○
結以偶停無定數○代因不返即更端○
共傳代主元陽絕○還識結成鬱氣干○
除却數中促緊動○諸形忽見細心觀○

數為腑為熱
數而牢結為緊 主寒邪而痛
數而時止為促 主邪氣
內陷
數見關中為動 主陰
陽相搏

數

數為腑脉熱居多○一息脉來五六科○
緊似轉繩寒甫閉○動如搖豆氣違和○
數中時止名為促○促裏陽偏即是魔○
除却遲中兼結代○旁形側出細婆娑○

醫門索源　三十八

醫門寶[illegible]

虛

虛來三候按如綿。元氣難支豈偶然。弱在沉中陰已竭。濡居浮分氣之愆。癆成脉隱微難見。病劇精乾濇遂傳。冷氣蛛絲成細象。短爲形縮鬱堪憐。

虛主虛
虛而沉小爲弱主血虛
虛而浮小爲濡主氣虛
虛而模糊爲微主傷陰
氣血傷
虛而艱澁爲濇主血
虛亦主死血
虛而形小爲細主氣冷
虛而形縮爲短主氣鬱損

實

實來有力象悠悠。邪正全憑指下求。流利滑呈陰素足。迢遙長見病當瘳。洪如湧浪邪傳熱。弦似張弓木作仇。毫髮分途須默領。非人渾不說緣由。

實主實
實而流利爲滑主血積亦
主停飲
實而迢長爲長主氣治
亦主陽盛陰虛
實而湧沸爲洪主熱極亦
主內虛
實而[illegible]爲[illegible]主肝邪

大脈如洪不是洪。洪兼形濶不雷同。
絶無舞柳隨風態。却似移兵赴敵雄。
新病邪強知正怯。夙疴外實必中空。
內經病進真堪佩。總為陽明氣不充。

緩至必傷

緩

緩脈從容不迫時。診來四至却非遲。
胃陽恰似祥光布。穀氣原如甘露滋。
不問陰陽欣得此。任他久暫總相宜。
若還怠緩須當辨。濕中脾經步履疲。

醫門索源　三十九

◎病機賦

能窮浮沉遲數虛實大緩八脉之奧○便知表裏寒熱盛衰邪正八要之名○八脉為諸脉綱領○八要是眾病權衡○虛為氣血不實○舉按無力○若兼弱濇之象○實為氣血不虛○舉按有力○且該長滑之形○遲寒數熱○紀至數多少○浮沉表裏○在指下重輕○緩則正復○和若春風柳舞○大則病進○勢若秋水潮生○六脉同等者喜其勿藥○六脉偏盛者憂其採薪○

簡便[illegible]四言詩 八脈

浮屬 輕手著於皮膚之上而即見之謂也

革 外強中空按芤更甚

沉屬 重手按於肌肉之上而始見之謂也浮沉二脈以手輕重之推尋得之此是而不見者

沉而虛弱與革脈同 但革浮而牢沉

浮為主表。屬腑屬陽。輕手一診。形象彰彰。

浮而有力。洪脈（主火）火煬。浮而無力。虛脈（主氣虛）氣傷。

浮而虛甚。散脈（主氣如散）靡常。浮如葱管。芤脈（主失血）血殃。

浮如按鼓。革脈（主表陰陽不足）外強。浮而柔細。濡脈（主濕）濕妨。

浮兼六脈。疑似當詳。

沉為主裏。屬臟屬陰。重手尋按。始了於心。

沉而著骨。伏脈（主閉邪）邪深。沉而底硬。牢脈（主寒[illegible]）寒淫。

沉而細軟。弱脈（主血虛）虛尋。沉兼三脈。須守規箴。

醫門索源 四十 全

醫門□訣

遲者一息脈來三至二至，或一息一至也。

遲而不愆者，言稍遲而不愆四至之期。

遲止定期，一說者謂中一止也，往者遲中一止也，皆無定數，若有定數則為代矣。代脈非獨孕婦見之，而將亡氣者亦有阻礙，斷行而能容，或累至一停頓也。

數者一息脈來五六至或七八至也。遲數二脈之最易辨之而易見者。

遲為主寒臟病亦是。三至二至。數目可揣。

遲而不愆緩脈最美（無病）。遲而不流（往來不流利）濇脈血否（主血少）。

遲而偶停（無定數）結脈鬱實（主氣鬱痰滯）。遲止定期代脈多死（主亡氣絕）。

遲兼四脈各有條理。

數為主熱腑病亦同。五至以上七至八至人終。

數而流利滑脈痰濛（主痰主食 指下清主氣和）。數而牽轉緊脈寒攻（主寒主痛）。

數而有止促脈熱烘（主陽邪內陷）。數見於關（關中如豆搖動）動脈崩中（脈血也主陰陽相搏）。

數見四脈亦得□□

細部　脈狀細小而纖也
細而浮　細者脈形之細而弱也　小者脈勢之往來不甚也　且兼之以浮　陰者人所謂而柔　弦而弱是也

大部　脈狀粗大而豁也　細大二脈　以形象之寬窄而言之　是而易見者也
洪脈熱司　主熱甚也　實亦有　主內蓄邪者　比似脈根之實
實為[illegible]

短部　脈來短縮上不及於寸不及於尺也

細主諸虛蛛絲其象脈道屬陰病情可想
細不顯明微脈氣殃（主陰陽氣絶）細而小浮濡脈濕長（主濕脈亦主血虛痺）
細而小沈弱脈失養（血虛沈脈亦兼之）細中三脈須辨朗朗
大主諸實形濶易知陽脈爲病邪實可思
大而湧沸洪脈熱司大而堅硬實脈邪持
大兼二脈病審相宜
短主素弱不由病傷上下相準縮而不長
諸脈兼此宜補陰陽動脈屬短治法另商

醫門索源

長脉 脉來迢長上至魚際下至尺澤也長短二脉以部位言之也与[illegible]又為具而兼見者也

長主素強得之最罕上魚入尺迢迢不短（上魚際 下尺澤）

正氣之治長中帶緩若是陽邪指下湯沸

中見實脉另有條款

七怪脉四言詩

雀啄連連止而又作（主肝絕）屋漏水流半時一落（主胃絕）

彈石沈弦按之指搏（主腎絕）乍密乍踈亂如解索（主脾絕）

本息未搖（不動也）魚翔相若（主心絕）蝦游冉冉忽然一躍（大腸絕）

釜沸空浮絕無根脚（主肺絕）七怪一形醫休下葯

大腸与胃脈皆屬陽明一為倉廩之官一為傳導之官[illegible]

[illegible]脉[illegible]失[illegible]皆太衝太谿衝陽[illegible]手[illegible]動生[illegible]期

三部如常經停莫恨○尺或有神得胎如願○

神門穴為心脈所過之處也

婦人有胎亦取左寸○不如神門占之不遁○

月斷病多○六脉不病○體弱未形○有胎可慶○

婦人經停○脉來滑疾○按有散形○三月可必○

按之不散○五月是實○和滑而代○二月為率○

婦人有孕○尺內數弦○內崩血下○革脉亦然○

將產之脉○名曰離經○內動胎氣○外變脉形○

新產傷陰○出血不止○尺不上關○十有九死○

四十二

斷常脈

醫門

腸小腸也

尺弱而濇。腸冷惡寒。年少得之。受孕良艱。

年大得之。絶產血乾。（伸手□掌兒口之旁）

兒驗紋　按額診脉四言詩

食指三關
第一節寅位為風關
第二節卯位為氣關
第三節辰位為命關

五歲以下。脉無由驗。食指三關。脉絡可占。（寅風卯氣辰命顯然）

熱見紫紋。傷寒紅像。青驚白疳。直同影響。

隱隱淡黃。無病可想。黑色曰危。心為怏怏。

若在風關。病輕弗忌。若在氣關。病重留意。

若在命關。危急須記。脉紋入掌。內鈎之始。（食積致病）（男左女右須要留意）

寸關尺部一指斷定

指下推求。大率七至。加則火門。減則寒類。

餘照成人求之。以意更有變蒸。脉亂身熱。

不食汗多。或吐或渴。原有定期。與病分別。

疹痘之初。四末寒徹。面赤氣粗。涕淚弗輟。

半歲小兒。外候最切。按其額中。病情可晰。

食上名下。中指居中

外感於風。三指俱熱。內外俱寒。三指冷冽。

上熱下寒。食中指熱。設若夾驚。名中指熱。

設若食停。食指獨熱。

如候以左中食三指候額

額〻額前眉端髮際

之向食指近髮為上名

指近眉為下中指為中

附候脉六脉訣

歌訣

[illegible]

[illegible]

醫門

診脉詩角記論春塘批也記

徐靈胎診脉論詩

微茫指下最難知。條緒尋來悟治絲。三部分持成定法。八綱易見是良規。胃資水穀人根本土具衝和脉委蛇。臟氣全憑生剋驗。天時且向逆從窺。陽浮動滑大兼數。陰濇沈弦弱且遲。外感陰來非吉兆。内虛陽現是堪悲。須知偏勝皆成病。忽變非常即弗醫。要語不煩君請記。脉書鋪敘總支離。

按此詩可與病機賦合看所言無甚互異持註

病機屬章

肝屬 腎屬 肺屬 脾屬 心屬 火屬

諸病屬類摘要

諸風掉眩皆屬於肝
諸寒收引皆屬於腎
諸氣膹鬱皆屬於肺
諸濕腫滿皆屬於脾
諸痛癢瘡皆屬於心
諸熱瞀瘈 諸禁鼓慄如喪神守 諸逆衝上 諸躁狂越
諸病胕腫疼酸驚駭皆屬於火

二時令病

春氣者病在頭 鼽衄 [illegible]
仲夏善病胸脅 [illegible]
長夏善病洞泄寒中 [illegible]
秋善病風瘧 [illegible]
冬善病痺厥 [illegible]

臟腑通

心與膽通 心病怔忡宜溫膽 膽病戰慄癲狂宜補心
肝與大腸通 肝病宜疏通大腸 大腸病宜平肝
脾與小腸通 脾病宜瀉小腸 小腸病宜潤脾
肺與膀胱通 肺病宜清利膀胱 膀胱病宜清肺
腎與三焦通 腎病宜調和三焦 三焦病宜補腎

逆者正治 從者反治 熱因寒用 寒因熱用 塞因塞用 通因通用 必伏其所主而先其所因 其始則同 其終則異 可使破積 可使潰堅 可使氣和 可使必已

病在下取之上 病在上取之下 病在中傍取之

四十四

微者逆之 甚者從之 堅者削之 客者除之 勞者溫之 結者散之 留者攻之 燥者濡之 急者緩之 散者收之 損者溫之 逸者行之 驚者平之

下〻病　上〻病　濕〻病　熱〻病　風〻病　寒〻病

諸厥（腹中瘕積）固泄（下利不止）皆屬於下〻〇

諸痿（肺是）喘嘔皆屬於上〻〇

諸痙（筋縮或攣急）項强皆屬於濕〻〇

諸脹腹大（單腹脹）〇諸病有聲（腸鳴）鼓之如鼓〇諸轉（奉筋）反戾（一角弓反張　曲戾頭曲至膝也）水液渾濁（小便不清）〇

諸嘔（乾嘔逆）吐酸（塞吐酸）暴注（射不塞）下迫（射大而利）〇皆屬於熱〻〇

諸暴强直（僵仆倒地）〇皆屬於風〻〇

諸病水液（下小便上涎唾）〇澄澈清冷（是三焦大虛）〇皆屬於寒〻〇

[illegible]

藥劑章 方劑歌括

補可扶弱

歌元 ○○讀歌要號 △最要號 △次要號 餘為普通所應熟記者

記歌括用中華國音國音國韻著某研究均一律

△此氣症要劑

苓朮參甘四味同。方名君子取謙冲。增來陳夏痰涎滌。再入香砂痞滿通。水穀精微陰以化。陽和布護氣斯充。若刪半夏六君內。錢氏書中有異功。

(一) 四君子湯——治面色痿白言語輕微四肢無力及氣虛脾胃不足

人參 茯苓 白朮各二錢 炙甘草一錢

(二) 六君子湯——治脾胃虛弱痞滿痰多

即四君子加陳皮一錢半 製半夏二錢

(三) 香砂六君子湯——治胃寒痞滿飲食不化作酸嘔吐

即六君子加木香 砂仁各八分

(四) 五味異功散——健脾進食為病後調補之良方

即四君子加陳皮一錢

四十五

二 △補中參草朮歸陳耆得升柴用更神○勞倦內傷功獨擅○陽虛外感亦堪珍○

（五）補中益氣湯—治陽虛內熱口渴自汗中氣下陷以此升之聖藥也（及癰疽托裏排膿扶脾胃之）

黃芪一錢 當歸一錢 炙草一錢 炒白朮一錢 人參一錢 柴胡三分

升麻三分 陳皮五分 加生姜一片 大棗二枚

三 △（此血症要劑）四物歸地芍川芎○血證諸方括此中○若與四君諸品合○雙療氣血八珍崇○

（六）四物湯—治血虛肝腎不足之症

大熟地三錢 當歸三錢 白芍二錢 川芎一錢

（七）八珍湯—治氣血兩虛之症—即四物湯與四君子湯合并

四 △桂耆加入八珍煎○大補功宏號十全○再益志陳五味

(子)去芎辛窮養榮專○

(八)十全大補湯—治陰陽并重兩畏冷

即八珍湯加黃芪一錢肉桂六分

(九)人參養榮湯—治脾肺俱虛發熱惡寒肢倦瘦傳等症

即十全大補湯去川芎加陳皮一錢五味子十四粒遠志八分

五

六味滋陰益腎肝○茱薯丹澤地苓丸○再加桂附扶真火○八味功同九轉丹○

(十)六味地黃丸—主治滋水制火腎精不足虛火上炎失血消渴等症

大熟地八錢 山茱萸四錢 山藥四錢 丹皮三錢 茯苓三錢 澤瀉三錢

(十一)桂附地黃丸—治命門火衰不能生土以致脾胃虛寒飲食少思大便不實下元衰憊臍腹疼痛夜多溺 即六味丸加肉桂 附子

六

△歸脾湯納朮耆神○參志香甘與棗仁○龍眼當歸十味

醫門索源 四十六

○外若加熟地失其真○

(十二)歸脾湯—治思慮傷脾不能攝血功能養血安神

人參 炙黃芪 炒朮 當歸 茯神 白芍 棗仁 各一錢半 遠志 七分

炙草 木香 各五分

七△ 黃芪鱉甲地骨皮○艽菀參苓柴半知○地黃芍藥天冬

性○甘桔桑皮勞熱宜○

(十三)黃芪鱉甲散—治虛勞骨蒸咳嗽食少盜汗

黃芪 五錢 鱉甲 五錢 天冬 五錢 地骨皮 三錢 秦艽 三錢 茯苓 三錢

柴胡 三錢 紫菀 一錢半 半夏 一錢半 知母 一錢半 生地 一錢半 白芍 一錢半

桑皮 一錢半 炙草 一錢半 人參 一錢半 肉桂 一錢半 桔梗 一錢半 右共為末每服

八△ 小建中湯芍藥多○桂薑甘草大棗和○更加飴糖補中

臟虛勞腹冷服之瘥○

（十四）小建中湯—治虛勞腹冷

芍藥六兩　桂枝三兩　生薑三兩　甘草二兩　大棗十二枚　飴糖一升

（附）黃芪建中湯—治表虛身痛

即小建中湯加黃芪兩半

九　大建中湯十四味○陰斑勞損起沉疴○十全大補加附子○麥夏茯蓉仔細哦○

（十五）十四味建中湯—治諸虛腹冷身痛斑勞等症

即十全大補湯加[illegible]附子麥冬半夏肉蓯蓉名十四味建中湯　除茯苓白朮麥冬川芎熟地肉蓯蓉名八味大建中湯治同

十　大補陰丸絕妙方○向盲問道訴他涼○地黃知柏滋兼

四十七

[illegible]

降〇龜板沉潛制亢陽〇再加歸芍乾薑橘〇牛膝虎脛與

瑣陽丸〇以酒煮羯羊肉〇虎潛治痿是神方〇再益參耆

苓兎〇杜蕷杞故紙去薑羊〇脊筋爲丸名加味滋腎補

氣壯元陽〇

（注六）大補陰丸——降陰火大補腎水

黃柏 知母各四兩 均鹽水炒 熟地 黃酒炒 龜板 酥炙 各六兩 用豬脊髓蒸熟 煉蜜

為丸桐子大 每服七十丸

（注七）虎潛丸——治痿神方

黃柏 知母 熟地各三兩 龜板四兩 白芍 當歸 牛膝各二兩

虎脛骨 瑣陽 陳皮各兩半 乾薑五錢 酒煮羯羊肉爲丸 每服三錢鹽湯下

（注八）加味虎潛丸——治諸虛不足腰腿疼痛行步無力 壯元陽滋腎水

即虎潛丸再加人參 黃芪 杜仲 兎絲子 茯苓 破故紙 山藥 枸杞

去羊肉乾薑 以豬脊髓蒸熟 煉蜜爲丸 服法同前

重可鎮怯

十一 降氣湯中蘇半歸。橘前沉樸草薑依。風寒咳嗽痰涎喘。暴病無妨任指揮。

(十一)蘇 蘇子降氣湯｜治痰嗽氣急喘

蘇子 橘皮 半夏 當归 前胡 厚朴各一 沉香 炙甘草各五分

加薑五片一方無沉香加肉桂

十二 磁砂丸最媾陰陽。神麯能俾穀氣昌。內障黑花聾並治。若醫癲癇有奇長。

(十二) 磁砂丸｜治神水寬大漸散昏如雲霧霧露中行漸覩空中有黑花覩物成二体及內障神水淡綠色淡白色更治耳鳴耳聾癲狂如神

磁石二兩 硃砂一兩 神曲三兩 更以曲一兩和作餅煮浮入前藥煉蜜為丸

十三

安神丸劑亦尋常，歸草硃連生地黃。昏亂怔忡時不寐，操存須令守其鄉。

（二十二）硃砂安神丸｜治心神昏亂驚悸怔忡寤寐不安

硃砂另研　黃連各五錢　生地黃三錢　當歸　甘草各二錢　為末湯浸蒸餅丸

十四

四磨湯治七情侵，參領檳烏及黑沉，磨汁微煎調逆氣，虛中實證此方尋。

（二十三）四磨湯｜治七情感傷上氣喘急妨悶不食

人參　天台烏藥　檳榔　黑沉香　四味等分，各磨濃水，取七分，煎三五沸，空心服

十五

鎮納浮陽黑錫丹，硫黃入錫結成團，胡蘆故紙茴沉木，桂附金鈴肉蔻丸。

十六 生脈散加熟地黃◯白朮牛膝附子襄◯此乃馮氏得意

作滋陰降火號神方◯

(三十四)全真一氣湯——滋陰降火之神方

即生脈散加熟地五錢 白朮三錢 牛夕 附子各一錢 水煎服 生脈散見八九号

十七 生薑白芍與紅棗◯龍骨等分各三錢◯炙草白薇均錢

半◯牡蠣四錢附一錢◯方探造化陰陽妙◯脫去勞瘧頓

(三十三)黑錫丹——治脾元久冷，上實下虛，胸中痰飲，或上攻頭目，及奔豚上氣，兩脇膨脹，并陰陽氣不升降，五種水氣，脚氣上攻，或卒暴不中風，痰潮上膈等症

黑錫 硫黃各二兩，同炒結砂，研至無聲爲度 胡蘆巴 沉香 熟附子 肉桂各半兩 茴香 破故紙 肉豆蔻 金鈴子去核 木香各一兩

研末，酒煮麪糊丸，梧子大，陰乾，以布袋擦令光瑩，每服四十丸

醫門索原 四十九

成仙。

（二五）二加龍骨牡蠣湯 治虛勞不足男子失精女子夢交吐血下痢清穀浮熱汗出夜不成寐等症

生姜 白芍 紅棗 龍骨各三錢 甘草 白薇各半 牡蠣四錢 附子一錢

水煎服

輕可去實

十八
会 項強頭痛汗憎風。桂芍生薑三兩同。棗十二枚草二兩。解肌還藉粥之功。

（二六）桂枝湯 治太陽中風寒有汗以此解肌

桂枝去皮三兩 芍藥三兩 甘草炙二兩 生姜三兩 大棗劈十二枚 水煎服

十九
会 七十杏仁三兩麻。一甘二桂效堪誇。喘而無汗頭身痛。温服休教粥到牙。

（二十七）麻黄湯—治太陽傷寒、發熱惡寒無汗頭項痛

麻黄四兩 桂枝二兩 杏仁十二枚 炙甘草一兩 水煎服之

二十 △四兩葛根三兩麻。棗十二枚效可嘉。桂甘芍二姜三兩。無汗憎風下利誇。

（二十八）葛根湯—治中風表實汗不得出

葛根四兩 麻黄三兩去節 芍藥二兩 生姜三兩切 炙甘草二兩 桂枝二兩去皮 大棗十二枚

二十一 △香蘇飲納草陳皮。汗顧陰陽用頗奇。艽芥芎防蔓子入。解肌活套亦須知。

（二十九）香蘇飲—治四時感冒發表輕劑及氣鬱痛

蘇葉 陳皮 香附各一錢半 荊芥 秦艽 防風 蔓荊子各一錢 川芎七分 炙甘草各五分

二十二

△藿香正氣芷陳蘇○甘桔陳苓朮樸具○夏曲腹皮加薑棗○感傷嵐障並能驅○

（三十）藿香正氣散｜治外受四時不正之氣，內停飲食，頭痛寒熱，或霍亂，或作瘧狀，或吐瀉，按方加薑棗煎服，或為丸用。藿香　白芷　紫蘇　茯苓各三兩　陳皮　白朮　厚朴　半夏曲　桔梗各二兩

二十三

△三物香薷豆朴先○若云熱盛加黃連○或加苓草名五物○利濕祛暑木瓜宣○再加參耆與陳朮○兼治內傷十味全○二香合入香蘇飲○仍有藿薷香葛傳○

（三十一）三物香薷飲｜治風寒閉暑之病　香薷三分　扁豆三分　厚朴三分　炙草下　三物原為三味

（三十三）黃連香薷飲—治中暑熱盛渴心煩
即三物香薷飲加黃連
（三十四）五物香薷飲—治風寒閉暑　小便不利
即三物加茯苓甘草
（三十四）六味香薷飲—利濕祛暑良劑
即五物加木瓜
（三十五）十味香薷飲—治風寒暑濕內傷勞倦
即六味加人參　黃耆　陳皮　白朮
（三十六）二香飲—治外感內傷身熱腹脹
即五味香薷飲與香蘇飲合并
（三十七）藿薷湯—治風寒閉暑以及內傷飲食吐瀉霍亂寒熱無汗轉筋
即三物香薷飲與藿香正氣散方合并
（三十八）香葛湯—治暑月傷風咳嗽
即三物飲加葛根

二十四
錢氏升麻葛根湯○芍藥甘草合成方○陽明發熱兼頭

醫門索源　五十一

頭痛下痢生斑疹痘良○

（醫三九）升麻葛根湯—治陽明表熱下利兼治痘疹初發

升麻三錢 葛根三錢 芍藥二錢 甘草一錢

二十五

小續命湯桂附芎麻黃參芍杏防風黃芩防己兼甘草○風中諸經以此通○

（醫四十）小續命湯—六經中風之通劑

防風一錢 桂枝 麻黃 人參 白芍 杏仁 川芎 黃芩 防己 甘草各八分

附子四分 薑 棗 煎服

二十六

局方五積散神奇○歸芎芍參用更奇○橘枳夏苓薑桂草○麻黃芷樸與陳皮○

（四十一）五積散—治感冒寒邪頭疼身痛項背拘急惡寒嘔吐肚腹疼痛及寒濕客經絡腰腳骨髓酸痛及

至二證寒勝等症
當歸 麻黄 蒼朮 陳皮各一錢 厚朴 乾姜 芍藥 枳殼
各八分 半夏 白芷各七分 桔梗 炙草 茯苓 肉桂 人參各三分
川芎四分 葱白三莖 姜三片 二盅煎八分服 一 若去麻黄
除黄 治痢 治鶴膝風甚效

二十七 人參敗毒草苓芎〇羌獨柴前枳桔同〇瘟疫傷寒噤口痢〇託邪扶正有奇功〇

（四十三）人參敗毒散一 治傷寒瘟疫風濕風眩拘踡風痰頭痛
目眩四肢痛 增寒壯熱項強睛疼 老幼皆可服用
人參 茯苓 枳殼 桔梗 柴胡 前胡 羌活 獨活 川芎各一錢
甘草五分 加生姜三片 服

已備要方
第八十六類括（四十三）大青龍湯
第八十五類括（四十四）小青龍湯

● 宣可決壅

三十五 〇 小柴胡湯和解供〇半夏人參甘草從〇更用黄芩加姜

五十二

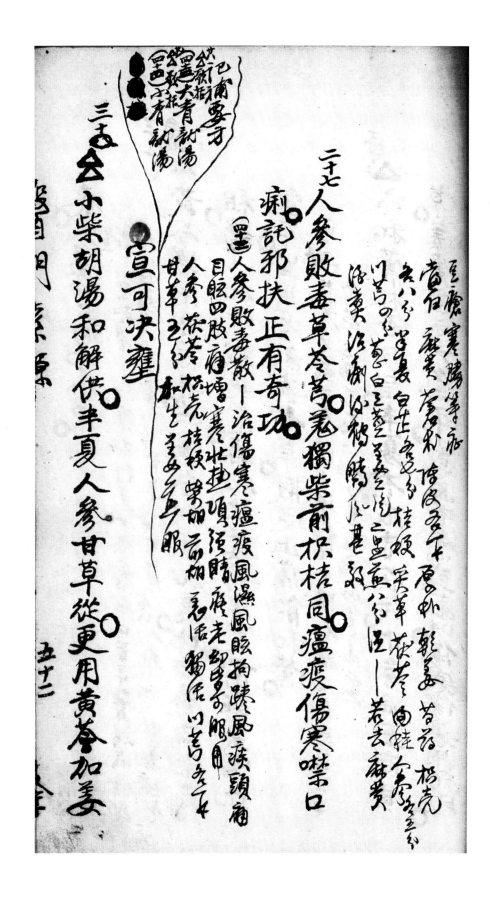

醫門要訣

柴少陽百病此爲宗。

（四十五）小柴胡湯｜治寒熱往來少陽瘧疾口苦耳聾胸滿脇痛
柴胡 三錢 半夏 一錢 甘草 一錢 黃芩 一錢 人參 一錢 生姜 二片 大棗 三枚

（三十一）△黃芩湯用甘芍并。二陽合利棗加姜。此方遂爲治痢祖。後人加味或更名。再加生姜與半夏。前證兼嘔此能平。單用芍藥與甘草。散逆止痛能和營。

（四十六）黃芩芍藥甘草湯｜治太陽少陽合病下痢脾熱流涎
黃芩 三兩 芍藥 二兩 甘草 二兩 加生姜亦宜

（三十二）△六和藿朴杏砂呈。半夏木瓜赤茯併。朮參扁豆同甘草。姜棗煎之六氣平。或益香薷或蘇叶。傷寒傷暑用須明。

(四)熱 六和湯—主理氣健脾能禦風寒暑濕燥火六氣故名六和

藿香一錢 厚朴一錢 醋炒半夏八分 杏仁一錢 半夏一錢 砂仁八分 木瓜一錢 赤茯苓三錢

白朮六分 人參八分 扁豆一錢 甘草五分 加生姜大棗煎

三十三 △

逍遙散用當歸芍。柴苓朮草加薑薄。散鬱除蒸功最奇。調經八味丹梔着。

(四)熱 (肝)(脾) 逍遙散—治肝經血虛木鬱

茯苓 炒白朮 柴胡 當歸 炒白芍各一錢 甘草五分 加煨生姜 薄荷煎

(肝)(脾) 八味逍遙散—主調經散鬱

即逍遙散加丹皮黑山梔

三十四 △ 此鬱症要劑

六鬱宜施越鞠丸。芎蒼曲附並梔餐。食停氣血濕痰火。得此調和頃刻安。

(脾)(胃) 越鞠丸—治鬱悶痞滿為痛為嘔為脹為痢者

香附 山查 炒神曲 炒麥芽 川芎 蒼朮 炒梔子各等分

水丸梧子大每服六十丸

五十五

醫門要訣

三十五 稀涎皂半草礬班○直中痰潮此斬關○更有通關辛皂末○吹來得嚏保生還○

(五十一)稀涎湯——治風痰不下喉中如牽鋸或中濕腫滿

皂角一兩大者去皮弦 甘草一錢 白礬五錢 每服一錢用少許生姜溫灌

(五十二)通關散——通關取嚏

細辛 皂角 共為末吹少許鼻中

記補要方

(五十三)梔子豉湯

(五十四)瓜蒂散

通可行滯

三十六 △ 導赤原來地與通○草梢竹葉四般攻○口糜莖痛兼淋瀝○瀉火功歸補水中○

(五十五)導赤散——治熱閉小便不通淋瀝口糜莖痛

麥冬三錢 木通一錢 生地三錢 甘草梢一錢 竹葉十片 車前子一錢 赤茯苓一錢

三十九 五淋散用草梔仁，歸芍茯苓赤共珍，氣化原由陰以育，調行水道妙通神。

（五十八）五淋散｜治膀胱有熱，水道不通，淋澀不止，或尿如豆汁，或成砂石，或為膏汁，或熱拂便血。

赤茯苓三錢　芍藥　山梔仁各二錢　當歸　甘草各一錢　右每四錢　加燈心水煎服

四十 溺癃不渴下焦疏，知柏同行肉桂扶，丸號通關能利水，又名滋腎補陰虛。

（五十九）通關丸又名滋腎丸｜治下焦濕熱，小便點滴不通，以致腹脹欲吐。

黃柏　知母俱酒炒各二兩　肉桂二錢　蜜丸桐子大，每服五十丸，空心下

四十一 △ 六一滑石同甘草，解肌行水兼清燥，統治表裏及三焦，熱渴暑煩瀉痢保，益元碧玉與雞蘇，砂黛薄荷加

五十四

醫門

之好○

六一散｜清暑濕熱渴煩燥瀉痢

滑石六兩 甘草一兩 竹心湯下

益元散｜治同前 而清心火之功

即六一散加辰砂

碧玉散｜治同前 而清肝解鬱之功

即六一散加青黛

雞蘇散｜治同前 而散肺之功

即六一散加薄荷

四十二 △朴黃丸内用朴黃○荷叶陳皮與木香○為末作丸水調

服○堅積腸痢痛無傷○

朴黃丸｜治堅積作痢腹痛拒按

陳皮 厚朴各十兩 大黃一斤 廣木香三兩 荷叶 水為丸

溏可去閉

四十三 四十四

閱再精时分作二類振药剤振次分别在要了之類括救目以下麻梅遞加

会 大承氣湯用芒硝○枳實大黃厚朴饒○救陰瀉熱功偏擅○急下陽明有數條○小承氣湯朴實黃○譫狂痞硬上焦強○益以羌活名三花○中風閉實可消詳○

大承氣湯括

小承氣湯括

（六三）大承氣湯——治邪熱閉結或食積堅硬宜下之

大黃三錢 枳實 厚朴 芒硝 三錢

（六四）小承氣湯——治秘結 前方除芒硝

即大承氣湯去芒硝

（六五）三花湯——治中風入臟熱極閉結

即小承氣湯加羌活錢半

（六六）三承氣湯——治腹滿實痛譫語下利裏熱內甚發狂

即大承氣湯加甘草三錢 生姜三片

醫門索源 五十五 全

[illegible]

四十五 △ 調胃承氣硝黃草，甘緩微和將胃保，不用朴實傷上焦，中焦燥實服之好。

（六十六）調胃承氣湯——治胃熱譫語便閉，繞臍硬痛

大黃三錢 芒硝二錢 甘草五分

四十六 △ 防風通聖大黃硝，荊芥麻黃梔芍翹，甘桔芎歸膏滑石，薄荷芩朮力偏饒。

（六十七）防風通聖散——治風熱壅盛，表裡三焦皆實，無汗發表，攻裡仍并用之法

酒蒸大黃 芒硝 防風 荊芥 麻黃 梔子 白芍 連翹

川芎 當歸 薄荷 白朮各五分 桔梗 黃芩 石膏各一錢

甘草二錢 滑石三錢 加生姜葱白煎

附方 雙解散

本方除大黃芒硝二味，名雙解散，得見汗數[illegible]方藥[illegible]

四十七 △ 涼膈硝黃梔子翹，黃芩甘草薄荷饒，再加竹叶調蜂

蜜○膈上如焚一服消○

（涼膈散）涼膈散一 瀉三焦六經諸火以上升藥為湯條子

連翹一兩 酒浸大黄 芒硝 甘草各一兩 梔子 黄芩 薄荷

各五錢 竹叶七片 生蜜一匙

四十八

△失笑蒲黄及五靈○暈平痛止積無停○山查二兩便糖

入○獨聖功同更守經○

（失笑散）失笑散一 治產後心腹痛欲死或血迷心竅不省人事

及能袪瘀下一 蒲黄 五靈脂 炒各等分 生研每服三錢

（獨聖散）獨聖散一 治心痛血滯 功同失笑散

山查二兩 水煎用童便砂糖調服

四十九

△大柴胡湯用大黄○枳實芩夏白芍將煎加姜棗表兼

裏○妙法内攻并外攘○

醫門索源 五十六

醫門寶鑑

（醫五十二）大柴胡湯｜治傷寒陽邪入裏表症未除裏症又急

攻内而兼解外也

柴胡七錢　半夏八分　黄芩一錢　芍藥一錢　枳實一錢　大黄一錢

加姜棗煎服

（醫五十四）△大秦艽湯羌活防○芎芷辛芩二地黄○石膏歸芍苓甘

朮○風邪散見可通求○

（七十）大秦艽湯｜治風中經絡口眼歪斜手足不收

秦艽七錢　炙甘草八分　川芎八分　當歸八分　芍藥八分　生地八分

熟地八分　羌活八分　獨活八分　白朮八分　防風八分　白芷八分　黄芩八分

細辛八分　如陰雨加生姜三片

（醫五十一）△消風散内羌防荊○芎朴參苓陳草并○殭蚕蟬蛻藿香

入○為末茶調或酒行○頭痛目昏項背急○頑麻癮疹服

之清○

（七十三）清風散—治頭痛目昏項（背）急頭麻癢疹 共爲末
人參 防風 茯苓 川芎 羌活 殭蚕 蟬退 藿香 各二兩
荊芥 姜汁炒厚朴 陳皮 甘草 各五錢 每服三錢

（五十二）

薑豆大黃備急丸○專攻閉痛及停寒○兼療下悪人昏
倒○陰結垂危得此安○

（七十四）備急丸—治寒氣冷食稽留胃中心腹滿痛大便不通者
乾姜 大黃 各二兩 巴豆一兩去皮研如脂 和蜜丸如豆大 蜜湯或米飲 每服三四丸

補要方 （七十五）大陷胸湯 附（七十六）小陷胸湯 （七十七）抵當湯

[redacted]

滑可去著

五十五頁△

清氣化痰星夏橘○杏仁枳實括蔞實○芩苓姜汁爲糊
丸○氣順火消痰自失○

醫門索源

五十七

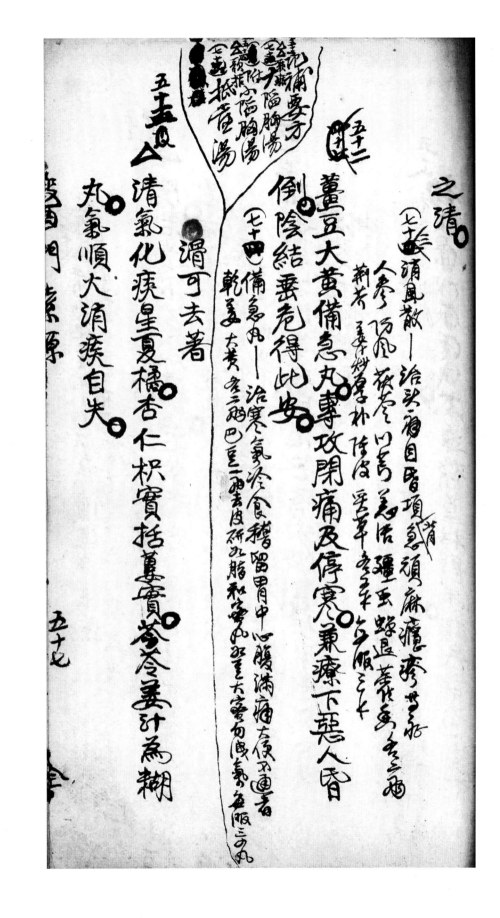

方五十五 清氣化痰丸——治痰濕熱氣逆

姜製半夏 兩半 膽星 兩半 橘紅 枳實 杏仁 括蔞仁 酒炒黄芩 茯苓 各一兩 姜汁糊丸 姜湯下

五十六

△隱君遺下滚痰方，礞石黄芩及大黄，少佐沉香爲引導，須痰怪症力能匡。

方五十六 滚痰丸——治老痰變生怪症

大黄 炒黄芩 各四兩 青礞石 沉香 各二錢 辰砂一錢 水丸硃衣 服三錢

五十七

指迷最切伏苓丸，風化芒硝分外看，枳半合成四味藥，停痰伏飲勝靈丹。

方五十九 指迷茯苓丸——治中脘留伏痰飲，臂痛難舉，手足不能轉移

製半夏二兩 茯苓二兩 風化硝二錢半 枳殼五錢 共末，姜汁糊丸桐子大，每服卅丸，姜湯下

五十八

初痢多宗芍藥湯，芩連檳草桂歸香，須知調氣兼行

血後重便膿自爾康

芍藥湯—治滯下赤白便膿血後重

芍藥三錢 黃芩 黃連 當歸各八分 肉桂三分 甘草 檳榔 木香各五分 水煎服 痢不減加大黃

錢氏補要方 全生指迷方 脾約圓方即麻仁丸

濇可固脫

大突汗出六黃湯 二地芩連柏與當 倍用黃耆偏走表 苦堅妙用斂浮陽

當歸六黃湯—治陰虛自汗盜汗皆效

生地黃 熟地黃 黃柏 黃芩 黃連 當歸各等分 黃耆加倍

衛陽不固汗汪洋 須用黃耆附子湯 附暖丹田元氣主 得耆固脫守其鄉

醫[illegible]門 [illegible]訣

（方八十三）耆附湯——治衛陽不固汗出淋漓

黃耆一兩 鹽附子五錢 水煎服

（歌第二十二）玉屏風散主諸風○止汗先求褻褻通○發在耆防收在朮○褻除濕去主中宮○

（方八十四）玉屏風散——治風傷衛汗出淋漓

防風 黃耆 白朮各等分為末湯調服

（歌第二十三）附子丸中連與薑○烏梅炒研佐之良○寒中瀉痢皆神驗○互用溫涼請細詳○

（方八十五）聖濟附子丸——治洞泄寒中注下水穀或痢赤白食已即出食物不消

附子炮 烏梅肉炒各一兩 黃連炒二兩 乾薑炒一兩 為末煉蜜丸梧子大米飲下卅丸

六十四 外方

四神故紙與吳萸。肉蔻除油五味須。大棗須同薑煮爛。五更腎瀉火衰扶。

八十六

四神丸一治脾胃雙虛子後作瀉不思食不化食滑水瀉
時珍子弱不能療林案制故子為無瀉
破故紙四兩酒浸炒 吳茱萸一兩鹽水炒 肉豆蔻二兩面包煨 五味子
三兩煨 大棗四十九枚 生姜四兩同煮棗爛去姜搗棗肉為丸臨臥服

六十五 固

金瑣固精芡實研。蓮鬚龍牡蒺藜連。又將蓮粉為糊合。夢泄多遺久服靈。

六十七 固

金瑣固精丸一治夢遺滑精之續劑
芡實 蓮鬚 沙苑蒺藜炒各二兩 龍骨酥炙 牡蠣鹽水煮一日一夜煅粉
各一兩 蓮子粉為糊丸 鹽湯送下

六十六 固

妄夢遺精封髓丹。砂仁黃柏草和丸。大封大固春常

醫門索源

五十九

[illegible]

在巧奪先天造化機

封髓丹 一 治夢遺失精及與鬼交

砂仁一兩 黄柏三兩 炙草七錢 蜜丸每服三錢 淡鹽湯下

真人養臟木香訶 粟殼當歸肉蔻科 朮芍桂參甘草

共脫肛久痢即安和

真人養臟湯 一 治脫肛久痢

訶子麫裹煨一兩二錢 罌粟殼去蒂蜜炙三兩六錢 肉豆蔻麫裹煨五錢 當歸 白朮炒 白芍炒 人參各六錢 木香二兩四錢

桂枝八錢 生甘草一兩八錢 每服四錢 臟寒甚加附子 一方有乾薑

濕可潤燥

六十九

救肺湯中參草麻 石膏膠杏麥枇杷 霜經收下乾桑

葉解鬱滋乾效可誇○

(九十四) 清燥救肺湯——主治諸氣膹鬱 諸痿喘嘔
經霜桑葉三錢 煅石膏二錢半 甘草 黑芝麻各一錢 人參 杏仁去皮尖
各七分 真阿膠八分 枇杷叶去毛蜜製一片 麥冬一錢二分 水煎熱服
痰多加貝母 血枯加生地 熱甚加犀角羚羊角

六十九 瓊玉膏中生地黃○參苓白蜜煉膏嘗○肺枯乾咳虛勞
證○金水相滋效益彰○

(九十五) 瓊玉膏——治金水虧損肺枯乾欬虛勞咳嗽
鮮生地四斤取汁 同白蜜二斤熬沸 用絹濾過 將茯苓十二兩 人參
三兩 各研末入前汁和勻 以磁瓶用紙十數層 加箬叶封瓶口
入砂鍋內 以長流水淹瓶頸 以桑柴火煮三晝夜 取出換
紙紮緊口 以蠟封固 懸井中一日取起 仍煮半日 白湯調服

醫門索源 六十 全

七十 結代脉須四兩甘，棗枚三十桂薑三，半升麻麥一斤地，二兩參膠酒水煎。

附方 炙甘草湯——治傷寒脉結代，心動悸，虛勞不足，汗出而悶，脉結。
甘草四兩炙 生姜三兩 人參二兩 生地黃一斤 桂枝三兩 麥冬半斤 阿膠二兩 麻仁半斤 大棗卅枚

七十一 四兩黃連二兩膠，二枚雞子取黃敲，一芩二芍心煩治，更治難眠睫不交。

附方 黃連阿膠湯——治少陰熱邪，心中煩，不得卧。
黃連四兩 黃芩一兩 芍藥二兩 阿膠三兩 雞子黃二枚 烊膠溫服

七十二 生脉冬味與參施，暑熱刑金脉不支，若認脉虛通共劑，操刀之咎屬伊誰。

丸之四 生脉散｜治熱傷元氣氣短倦怠口乾出汗

人參五分 麥冬八分 五味子九分 水煎服

● 燥可去濕

七十三

△ 五苓散治太陽府○白朮澤瀉猪茯苓○膀胱化氣添官

桂○利便清暑煩渴清○除桂名為四苓散○無寒但渴服之靈○

丸之五 五苓散｜治太陽經熱傳入膀胱燥渴利小便

猪苓七分 茯苓三分 炒白朮七分 澤瀉一分 桂枝 分

丸之六 四苓散｜治伏暑小便不通

即五苓散去桂枝

七十四

△ 茵陳蒿湯治疸黃○陰陽寒熱細推詳○陽黃大黃梔子

入○陰黃草朮與附姜○又有茵陳五苓散○除桂加茵薄

荷良○

九十七 茵陳大黃湯—治黃疸热閉口渴便閉屬於陽黃

茵陳三錢 梔子三錢 大黃二錢 水二盅先煮茵陳至折半再入他藥煮六分温服

九十八 茵陳薑附湯—治寒濕陰黃色暗便溏小便自利者

即前方除大黃梔子加白朮二錢 附子 乾薑 炙草 各五分

九十九 茵陳五苓散—治陰黃小便不利者

即五苓散加茵陳二錢 薄荷五分

七十五 △平胃散用樸陳皮○蒼朮合甘四味宜○除濕寬胸驅瘴癘○調和胃氣此方施○

一百 平胃散—治脾胃不和脹吐霍亂傳泄等症

蒼朮二錢 厚朴一錢 甘草五分 陳皮一錢

七十六 △五皮飲用五般皮○陳茯薑桑大腹皮○或用五加易桑

白。脾虛膚脹此方宜。

（驗一）五皮飲 一 治脾經受濕水氣皮膚腫脹

大腹皮 茯苓皮 陳皮 桑白皮 各一錢半 生姜皮八分

（七十七）此痰症要劑

△二陳湯用夏和陳。益以茯苓甘草臣。利氣調中兼去濕。諸凡痰飲此為珍。

（驗二）二陳湯 一 治脾胃寒痰 調中去濕

製半夏 茯苓 陳皮 各一錢半 甘草七分

（七十八）

△萆薢分清主石蒲。草梢烏藥智仁俱。煎成又入鹽少許。淋濁流連數服驅。

（驗三）萆薢分清飲 一 治心火移熱膀胱而為赤白者 并治膏淋

川萆薢二錢 炒黃柏 一錢半 石菖蒲五分 茯苓二錢 白朮一錢半

蓮子心七分 丹參 車前子 各一錢半

六十二

[illegible]

七十九

朮防甘草濕家嘗○神朮名湯得意方○自說法超麻桂

上○可知全未夢南陽○

神朮湯一　主治三時外感寒邪內傷生冷而發熱及脾泄腸风

蒼朮二錢　防風二錢　甘草一錢　加生姜葱白同煎　無汗用蒼朮代麻黄　有汗用白朮代桂枝

寒能勝熱

八十

陽明白虎辨非難○難在陽邪背惡寒○知六膏斤甘二

兩米加六合服之安○

白虎湯一　治病在陽明邪熱惡寒及大汗大渴者

知母六兩　石膏一斤　甘草二兩　粳米六合

八十一

瀉白甘桑地骨皮○再加粳米四般宜○秋傷燥金成欬

嗽◎火氣承金此法奇◎

二 瀉白散—治肺熱

蜜炙桑白皮三钱 地骨皮三钱 甘草四分 粳米

八十二

甘露二冬二地均◎枇杷芩枳斛茵倫◎合和甘草平虛

熱◎口爛齦糜吐衄珍◎

甘露飲—治血虛胃中濕熱色黃溺赤吐血衄血

枇杷叶 麦冬 生地 熟地 黄芩 石斛 各一钱 枳壳 茵陳 各八分 甘草 三分

八十三

溫膽湯方本二陳◎竹茹枳實合和自◎不眠驚悸虛煩

嘔◎日暖風和木氣伸◎

溫膽湯—治熱吐呕虛煩 驚悸不眠痰氣上逆

即二陳湯加竹茹枳實

六十三

暑門□湯

八十四 歌 △清暑益氣草參耆○麥味青陳麯柏奇○二术葛根升澤瀉○暑傷元氣此爲宜○

（方）清暑益氣湯｜治長夏暑濕蒸炎四肢困倦精神減少身熱氣高便黃心煩口渴自汗脈虛者

人參 黃芪 炙草 炒當歸 麥冬 五味 炒麯 青皮 炒柏 陳皮 炒黃柏 葛根 蒼朮 炒白朮 升麻 澤瀉 加薑棗煎

八十五 歌 △犀角地黃芍藥丹○血升胃熱火邪干○斑黃陽毒皆堪治○或益柴芩總伐肝○

（方）一 犀角地黃湯｜治血熱妄行及斑疹

犀角 磨冲 丹皮 麥冬 白芍 各錢半 生地四錢

八十六 歌 △四生丸用葉三般艾柏鮮荷生地班○共搗成團入水

化血隨火降一時還

（賸三）四生丸——治血熱妄行而為吐衄

生地黃三錢 生荷叶 生側柏叶 生艾葉 各等分同搗爛為丸如雞子大每服一丸水煎去渣

八十七 △ 澤蘭湯用柏子仁 白芍茺蔚熟地倫 再入當歸和血脉 經閉塞可調勻

（賸三）澤蘭湯——治經閉調血脉

澤蘭三錢 柏子仁錢半 當歸錢半 白芍錢半 熟地錢半 牛夕錢半 茺蔚子錢半

八十八 △ 養心湯用草耆參 二茯芎歸柏子尋 夏麯遠志兼桂味 再加酸棗總寧心

（賸三）養心湯——清心補血寧神

蜜製黃耆 茯苓 茯神 川芎 當歸 半夏麯各二兩 炙甘草一兩 人參 柏子仁 肉桂 五味子 遠志 棗仁各二錢五分

六十四

[illegible]

八十九 △ 普濟消毒用芩連。元參甘桔牛蒡伴。升麻馬勃連翹陳。殭蚕薄荷為末咀。或加人參及大黃。大頭天行力能禦。

（臨）普濟消毒飲｜治大頭瘟疫喉風發癍者

甘草 桔梗 酒芩 酒黃連各五錢 馬勃 元參 橘紅 柴胡各五分

殭蚕 薄荷各五分 升麻二分 連翹 牛蒡子各八分

九十 △ 黃連解毒湯四味。黃柏黃芩梔子備。躁狂大熱嘔不眠。土衂斑黃均可使。

（一五）黃連解毒湯｜治熱毒內熾狂燥吐衂斑黃 甘草水

黃連 黃柏 黃芩 梔子各等分

九十一 心腹諸疼有妙方。丹參十分作提綱。檀砂一分聊為佐。入咽咸知效驗彰。

九十二

（二三五）丹參飲——治心痛胃脘諸痛多效婦人更效

丹參一兩　檀香　砂仁各一錢　水一杯半　煎七分服

久痛原來鬱氣凝，若投辛熱痛頻增。重需百合輕清品，烏藥同煎亦準繩。

（二三六）百合湯——治心口痛服諸熱藥不效者　亦屬氣痛

百合一兩　烏藥三錢　水二杯　煎七分

九十三

當歸蘆薈黛梔將，木麝二香及四黃。龍膽共成十一味，諸凡肝火盡能攘。

（二三七）當歸蘆薈丸——治肝經實火頭暈目眩耳聾耳鳴驚悸搐搦躁擾狂越大便秘結小便澀滯或胸脇作痛陰囊腫脹凡屬肝經實火皆宜服之

青黛五錢　蘆薈五錢　龍膽一兩　黃芩一兩　黃連一兩　黃柏一兩　梔子一兩　當歸一兩　大黃五錢

麝香五分　炒神曲　木香二錢半　糊丸　薑湯下每服廿丸

九十四　祀補要方

（二五）半夏瀉心湯

醫門索源

六十五

醫門寶訣

●熱可制寒

九十五 △四逆湯中姜附草○三陰厥逆太陽沉○或益姜葱參芍桔○通陽復脉力能任○

註三 四逆湯一 治少陰中寒肢冷厥逆
附子三錢 乾姜三錢 炙草二錢

九十六 △葱白四莖一兩薑○全仗生附白通湯○脉微下利肢兼厥○乾嘔心煩尿膽囊○

註三 白通湯一 治少陰下利
乾姜一兩 附子一枚生用去皮切八片 葱白四莖 三服

註三 白通加猪胆汁湯一 治陰盛隔陽熱藥不入
即白通原方加人尿五合 猪胆汁一合

九十七

△厚朴溫中陳草苓〇乾姜草蔻木香停〇煎服加姜治腹痛〇虛寒脹滿用皆靈〇

（三三）厚朴溫中湯—治腹痛虛寒脹滿

厚朴一兩　陳皮一兩　甘草五錢　茯苓五錢　草豆蔻五錢　木香五錢　乾姜三錢

九十八

△六味地黃加桂附〇車前牛夕合之成〇膚脹腹痛痰如壅〇腎氣丸來水自行〇

（三四）金匱腎氣丸—治腎經聚水膚脹腹腫（甚）[illegible]

[illegible] 即六味地黃丸加桂附車前牛膝 [illegible]

附神效氣丸方

九十九

△九種心疼治不難〇狼萸薑豆附參安〇附須三兩餘皆一〇攻補同行子細看〇

六十六

醫門索源

醫門要訣 今

（三五）九痛丸｜治以積冷結氣而致九種心疼兼治卒中惡腹脹痛口不能言又治連年積冷流注胸痛并冷氣上衝上落馬墜車血疾皆主之隨人每服三丸弱者二丸日三服之
附子三兩炮　生狼牙　巴豆去皮熬研入膏　乾薑　吳茱萸　人參各一兩　右六味末之蜜丸梧子大溫下

百四

△三生飲用附烏星○香入些微是引經○參汁對調宗薛氏○風痰卒倒效神靈○

（三六）三生飲｜治寒風中臟六脈沈細
生南星　生烏頭　生附子各七錢　生姜三片　生木香五分　另加人參汁

一百五

△理中湯主理中鄉○甘草人參朮黑薑○嘔利腹痛陰寒盛○或加附子總扶陽○

（三七）理中湯｜治太陰厥逆自利不渴脈沈無力吐瀉等症
人參　白朮各二錢　乾薑　炙甘草各一錢

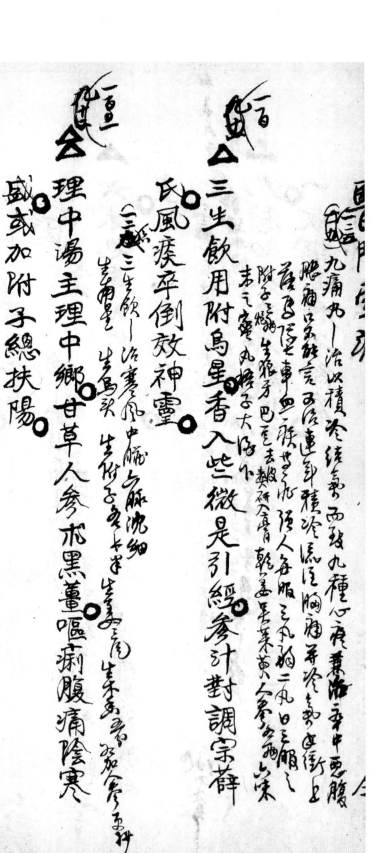

（一三八）附子理中湯——治臟寒欲脫，手足冰，用以回陽
即理中湯加附子二錢

補要方
真武湯

一百三 附

△陰盛陽虛汗自流。腎陽脫汗附參求。脾陽過鬱朮和附。若是衛陽耆附投。

（一三九）參附湯——治陰盛陽虛汗下不止
人參一兩 熟附子五錢 水煎服

（一四〇）朮附湯——治脾陽過鬱
白朮一兩 熟附子五錢

（一四一）耆附湯——治衛陽——素虛自汗
黃耆一兩 熟附子五錢

一百四 附

益元艾附與乾薑。麥味知連參草將。葱白童便為引導。內寒外熱是慈航。

醫門索源

六十七

醫門寶訣

（三三）益元湯一治陰盛格陽面赤口渴欲臥于泥水之中者

炮附子　艾葉　乾姜　青皮　五味　知母　黃連　人參　甘草

（一百五十五）回陽急救用六君。桂附乾姜五味羣。加麝三釐或膽汁。三陰寒厥見奇勳。

（三四）回陽救急湯一治三陰中寒惡寒戰慄腹痛吐瀉肢冷

附子炮　乾姜　肉桂　人參各五分　白朮　茯苓各一錢　半夏　陳皮各七分　甘草三分　五味九粒　姜水服

（一百五十六）雞鳴散是絕奇方。蘇葉茱萸桔梗薑。瓜橘檳榔煎冷服。腫浮脚氣效彰彰。

（三五）雞鳴散一治脚氣第一品藥不問男女皆可服如感風濕流注脚痛不可忍筋脈浮腫者並宜服之其效如神

檳榔七枚　橘紅　木瓜各一兩　吴茱萸　蘇葉各三錢　桔梗　生姜各半兩

水三大碗慢火煮至一碗半取渣再以水兩碗煎取一小碗兩汁相和聽用

(三)要方彙選

一、傷寒類選

今將以前人用藥要精、擇方而行之要訣、而將所主常用方劑湯名摘錄於左

昔成無己前輩、所著之傷寒明理論第四卷、藥方序末略云、張仲景方為眾方之祖、一百一十三方之內擇其醫門常用者方二十首、因以方制明之、庶幾少發古人之用心焉。然諸藥論所謂、除本編藥劑章內第十四之建中湯(二十七)、桂枝湯(二十八)、麻黃湯(四十四)、小柴胡湯(六十)、大承氣湯(七十九)、大柴胡湯(九十)、五苓散(一百)、白虎湯(一四)、四逆湯(一三二)、理中湯即理中圓、之十劑外、而將其餘列左、

再稽時方名錄按類歸併前列錄稿以免僅列目錄因輕他之

(一)大青龍湯—治病溢飲者當發其汗、大小青龍湯均主之

麻黃六錢 桂枝二錢 炙草二錢 杏仁十二粒 生薑三錢 大棗四枚 石膏四錢

六八 (九十)

歌 輕可去實

(歌)浮緊惡寒兼發熱、身疼煩燥汗難撤、麻黃桂杏甘棗薑、石膏助勢青龍列。

(二)小青龍湯—治同大青龍湯

麻黃 芍藥 乾薑 炙草 桂枝各三錢 半夏七錢 五味 細辛各二錢

二十九 (九十)

歌 同前

素常有飲外邪湊、麻桂細辛薑夏佐、五味收金甘芍和、青龍小用翻江走。

(三)梔子豉湯—治下利後更煩、按之下心濡者、為虛煩也、梔子豉湯主之

梔子五七枚 香豉四錢

先煮梔子後入香豉煮服

六十八

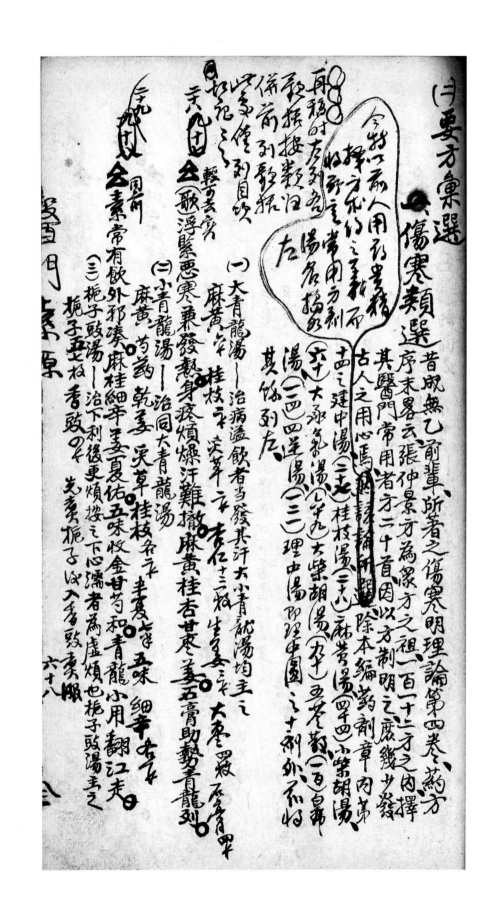

三十六 吐 全 宜可先產 治後虛煩不得眠，懊憹反覆實堪憐。梔子香豉煎溫服，胸腹餘邪一切蠲。

(四)瓜蒂散 — 治宿食在上脘當吐之宜此散主之
瓜蒂 赤小豆 各等分為末取二錢以香豉一撮用熱湯煮作稀糜和勻頓服

三十七 吐 全 同前 胸中痞硬寸微浮，氣上衝兮熱汗流。小豆勻平瓜蒂散，稀糜承載出咽喉。

五十三 下 全 洩可去閉 短氣燥煩邪上結，大黃甘遂芒硝泄。陽邪下早陷胸中，蕩滌苦寒內除熱。

(五)大陷胸湯 — 治大結胸證脈沉而緊心下痛按之如石鞕者此方主之
大黃二錢 芒硝一錢 甘遂三分 水一杯先煮大黃至六分去滓入芒硝煮一二沸納甘遂末服

(五)附小陷胸湯 治傷寒表下 小結胸正在心下按之則痛及痰熱塞胸膈者
黃連一兩 半夏半升 括蔞實大者一枚

痞 全 寒能勝熱 滿而不痛則為痞，心陽難開何所以。夏草參連芩棗姜，宣通膠滯同歡欣。

(六)半夏瀉心湯 — 治嘔而腸鳴心下痞者此湯主之
半夏二錢 黃芩 乾姜 炙草 人參一錢五分 大棗二枚 黃連五分 水煎溫服

(七)茵陳蒿湯即茵陳大黃湯已見本編藥劑第(九十二)矣

(八)真武湯 — 肢腹痛咳嘔等症
茯苓 生姜 芍藥各三錢 白朮二錢 附子一錢 水煎溫服

百〇三 全 熱可制寒 腹痛肢疼咳嘔湊，此方真武推神宗。茯苓芍朮附子姜，鎮水燠土各八招。

(九)脾約圓方即麻仁丸 — 治趺陽脈浮而濇浮濇相搏大便則堅其脾為約此方主之

（五九）会 滑可去著 素常脾約感風寒。須用麻仁潤下丸。杏芍大黃兼枳朴。脾陰得潤胃腸寬。

麻仁二兩 芍药五钱 枳实五钱 大黄一两 厚朴一两 杏仁一两 蜜丸梧子大 初服十丸為度

（十）抵當湯——治太陽病熱在下焦小腹鞕痛等症

水蛭三十个熬 虻蟲三十个去翅足熬 大黄三两酒浸 桃仁去皮尖廿个 水煮去渣服

（五十四）会 澁可去閉 大黃三兩抵當湯。裏指任衝不指胱。虻蛭桃仁各三十。攻其血下定其狂。

三、鈎源[redacted]方[redacted]鈔

方劑發明二

[redacted]六一散（[redacted]五十九[redacted]）以下只加以括數

防風通聖散（六九）

中風第三

小續命湯（四十二）

參附湯（三二）

醫門索源

六十九

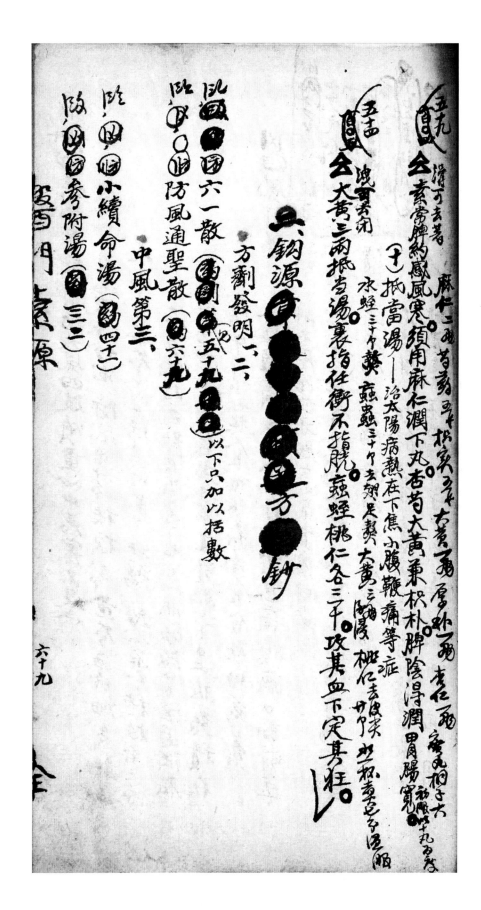

以排四侯氏黑散——治大風四肢煩重心中惡寒不足者

菊花四十分 白朮 防風各十分 桔梗八分 黃芩五分 細辛 乾姜

人參 茯苓 當歸 川芎 牡蠣 礬石 桂枝各三分

右十四味杵為散酒服方寸匕日一服初服廿日温酒調服

禁一切魚肉大蒜等常宜冷服六十日止服藥積在

腹中不下也熱食即下矣冷食自能助藥矣

以四方風引湯——除熱癱癇主大人風引少小驚癇瘈瘲日數發医

所不療除熱方脚氣亦宜用此湯

大黃 乾姜 龍骨各四兩 桂枝三兩 甘草 牡蠣各二兩 寒水石

滑石 赤石脂 白石脂 紫石英 石膏各六兩

右十二味杵粗篩以葦囊盛之取三指撮井花水三

升煮三沸溫服一升 方中乾姜桂枝亦宜減半用

附□本事風引散方

小兒定風丹方

小兒驚風散方

小兒急驚風方

養陰息風丹方

小兒章□丹方

眼□□補陽還五湯方

虛勞第四、

歸脾湯（□十二）

六味地黃丸（□十）

八味地黃丸（□十一）

小建中湯（□十四）

薯蕷丸——治虛勞諸不足風氣百疾

薯蕷卅分 人參七分 白朮六分 茯苓五分 甘草廿分 當歸十分 芍藥六分

芎藭六分 乾地黃十分 麥冬六分 阿膠七分 乾薑三分 大棗百枚為膏 桔梗五分

杏仁六分 桂枝十分 防風六分 神曲十分 柴胡五分 白蘞二分 豆黃卷十分

右廿一分為末蜜丸彈子大空心酒服一丸一百丸為劑

大黃䗪蟲丸——治五勞虛極羸瘦腹滿不能飲食食傷憂傷飲傷

房室傷飢傷勞傷經絡榮衛氣傷內有乾血肌膚甲

七十

醫門[illegible]

錯兩目黯黑緩中補虛者宜丸主之

大黃十分蒸 黃芩二兩 甘草三兩 桃仁一升 杏仁一升 芍藥四兩

乾漆一兩 虻蟲一升 乾地黃十兩 水蛭百枚 蠐螬百枚 䗪蟲半升

右十二味末之煉蜜丸小豆大酒服五丸日三服

咳嗽第五、

[illegible] 日 六安煎——治外感咳嗽

半夏二錢 陳皮一錢半 茯苓二錢 甘草一錢 杏仁一錢去皮尖 白芥子七分炒研

加生姜三五片水煎服 寒甚者加細辛七分

附 [illegible]

[illegible] 小青龍湯（見卷[illegible]）（見四十五）

180 [illegible] 小柴胡湯（見四十六）

瘧疾第六、

181 [illegible] 小柴胡湯（見卷[illegible]） 小柴胡湯原方見四十六 但熱偏盛酌加知母石膏[illegible] 寒偏盛時酌加桂枝乾薑

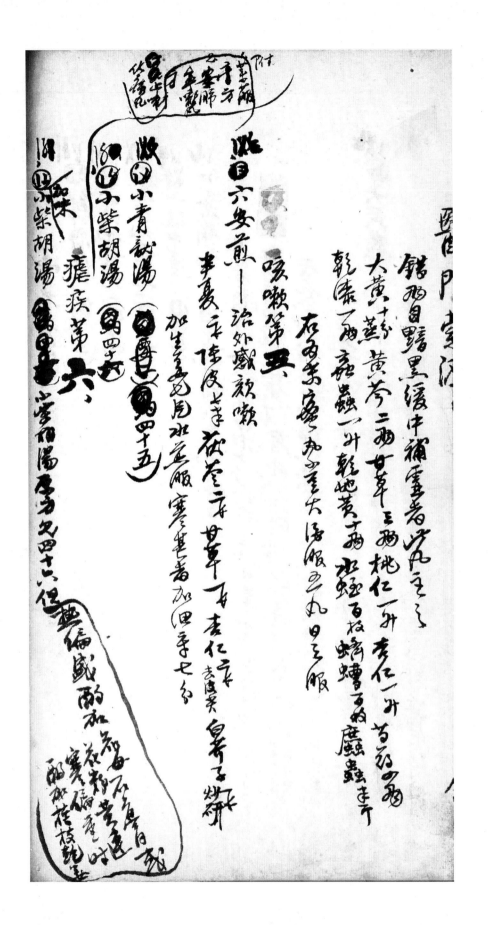

獨參湯——專治虛人久瘧者

人參壹兩　生姜五片　水煎三更服極效

如果寒者以白朮代之熱多者以當歸代之

附子理中湯（三二）

白虎湯（一〇八）

痢疾第七

芍藥湯（八十二）

平胃散（一〇三）

桂枝湯

葛根湯

麻黃附子細辛湯——治傷寒少陰病得之反發熱脈沉者

七十一

[illegible]門

救胃煎——治噤口不食
生地 白芍 黃連 黃芩 玉竹 茯苓 杏仁研 各一錢 桂枝一錢 石膏煆一錢
麥冬二錢 枳殼 厚朴 甘草 各五分 水二杯煎八分服之 香上米青陳汁送食[illegible]

開噤湯——治噤口不食
人參一錢 麥冬 石膏煆 各一錢 梔子 黃連 各一錢 黃芩 黃柏 各一錢 生地
白芍 當歸 各一錢 射干一錢 杏仁去皮 桔梗 [illegible] 甘草 各五分 茯苓一錢 山楂 [illegible]
以痢之至者 生薑送食 陰陽胃中之精 氣不足 [illegible] 白汁云服
則詳見[illegible]送矣

資生養胃湯——痢後以補脾養胃之方
當歸 生地 山藥 麥冬 白芍 蓮子肉 扁豆葉 石斛 玉竹 各一錢 甘草五分
水二杯 [illegible] 服 大補益

清寧丸——治休息之痢
生大黃四兩 用黃酒拌 [illegible] 蒸 [illegible] 乾 以用黃酒 [illegible]
隔次日 取飯上蒸一次 再曬一次 再蒸 再曬 [illegible] 大黃 [illegible]
水泛為丸 綠豆大 每服 [illegible] 下 [illegible]

當歸蘆薈丸（見[illegible]門三）

秘[illegible]湯——治虛痢不休 [illegible]
赤石脂 糯米 五錢 乾薑 [illegible] 為 [illegible] 煎湯服之 能溫補止澀 [illegible] 清
痢之久 [illegible] 重下利者 用之 [illegible]

（□□羊肉湯）去芍以羊肉湯並真入麝香少許服

門□□香蘇飲（□三十）

門□□失笑散（□□□五十一）

門□□妙香散—治憂鬱痛悸痛疼

懷山藥二兩 茯苓 茯神 黃耆 遠志 人參各一兩 桔梗五錢

木香二錢 甘草一兩 麝香一錢 硃砂二錢 共末每服二錢蓮子湯調下

門□□平胃散（□□一〇三）

門□□二陳湯（□□一〇五）

門□□理中湯（□三〇）

門□□金鈴子散—治心口痛及脅痛腹痛如神

金鈴子去核 元胡索各二兩研末 每服三錢黃酒送下

門□□括蔞薤白白酒湯—治胸痺痛喘息欬唾胸背痛短氣寸口脈沉而遲

七十二

因三以寒者此湯主之
栝蔞實一枚搗 薤白半升 白酒七升 右三味同煮取二升分溫再服

脫 四 卅 大建中湯（ 十六） 附四肢身不和而過
隔食第九

虛 四 卅 左歸飲——為壯水之劑凡命門之陰衰陽盛者此方主之
即六味地黃丸去丹皮澤瀉加枸杞甘草（六味丸 四 第十）

虛 四 卅 啟膈飲——治食入即吐
川貝母七分切片不研 沙參三錢 丹參二錢 川鬱金五分 乾荷蒂五個
砂仁殼四分 杵頭糠五分布包 茯苓七分 石菖蒲四分 水二盅煎一盅服

實 四 卅 大半夏湯——治胃反
人參三錢 半夏依用明礬製者不可用只用薑水浸二日一日一換清水浸三日一日一換撈起蒸熟切片曬乾四錢
長流水入蜜揚二百四十遍取二杯半煎七分服

吳茱萸飲─治冷痛并通治食穀嘔惡吞酸嘈雜噯氣疲弱者及

大吐不已之症

吳茱萸湯為本方加人參五錢 大棗五枚 生姜三錢 切片 水三杯 煎八分溫服

生附子湯─專治虛寒反胃隔食

生附子一斤以姜汁一斤制之以清湯浸透去皮擇

湯之後去皮外皮放地上四面以灰圍外以炭火燒一時則附子

為末取棗去核摻在姜汁又將此製之七次至姜汁乾為度為末

（麥粉為丸以棗肉和丸陳米湯送下二錢）

六君子湯（見二）

氣喘第十

貞元飲─治氣短似喘呼吸促急提不能升嚥不能降氣道噎塞危者

熟地黃五錢至一二兩 當歸身三四錢 炙草一二三錢 水二鍾 煎八分服

葶藶大棗瀉肺湯─治肺癰喘不得臥者

葶藶熬令黃色搗 丸如雞子大 大棗十二枚 以水三升煮棗取二升去棗納葶藶 煮取一升頓服

七十三

□醫門□□源

十棗湯—治水飲作痛峻劑不可妄用

大戟　芫花熬　甘遂各等分研末　用大棗十枚水二杯煮七分去滓

入藥方寸匕　七分　服次早當下　未下再服之　得快下

以稀粥調養

青龍湯（[illegible]四十四五）

桂苓朮甘湯—治呼氣短并治氣短

茯苓四兩　白朮　桂枝各三兩　炙草二兩　水六杯煮取八分服

腎氣丸（[illegible]三）

小半夏加茯苓湯—治卒嘔吐心下痞膈間有水眩悸者主之

半夏一升　生姜半斤　茯苓四兩　水七升煮取一升五合分溫再服

茯苓甘草大棗湯—治[illegible]臍下悸欲作奔豚者

茯苓半斤　桂枝四兩　炙草二兩　大棗十五枚

真武湯（[illegible]三五）

六君子湯（[illegible]二）

水六杯先煮茯苓至四杯入諸藥煮七分服

血證第十一

麻黄人参芍薬湯―治吐血外感寒邪内虚蘊熱
桂枝五分 麻黄 黄耆 甘草 白芍 人参 麦冬各三分
五味子五粒 当帰五分 水煎熱服

甘草乾薑湯―治肺痿肺冷吐涎沫小便頻数者
炙甘草四分 乾姜二分炮 水一杯煎八分服

理中湯（見三〇）

瀉心湯―治心気不足吐血衄血者此湯主之
大黄二两 黄連 黄芩各一两 水三升煮取一升頓服之

当帰赤小豆散―治先血後便為近血
赤小豆浸令出芽曬乾一两 当帰四分 共末毎服二分漿水下 即洗米水三日浸有酸味者是也

黄土湯―治先便後血為遠血亦治衄血吐血不止

七十四

醫門□□源

灶心黄土八錢 煎湯分四錢 生地 黄芩 甘草 阿膠 白朮 附子炮各七錢

水三杯 煎八分服

金匱黄土湯

寒降湯方 秋紅丹方方 代赭丹方 療痰猪苓湯 醫林補正理血丹

水腫 十三

腎水不通 秘湯 茯苓瓦粉

五皮飲 [redacted]（一四）

真武湯 [redacted]（三五）

越婢湯 — 治惡風一身悉腫 脈浮不渴 續自汗出 無大熱者

麻黄六錢 石膏八錢 甘草二錢 生姜三錢 大棗五枚 水四杯 先煮

麻黄至三杯 去沫 入諸藥 煎八分 日夜作三服 惡風者加附子一錢

風水加白朮四錢

防己茯苓湯 — 治四肢腫 水在皮中 聶聶而動者

防己 桂枝 黄耆各三錢 茯苓六錢 甘草一錢 水三杯 煎八分 日夜作三服

越婢加朮湯 — 治四肢熱則身體津脫 腠理開 汗大泄 厲風氣 下焦脚弱

麻黄六兩 石膏半斤 甘草二兩 生姜三兩 白朮四兩 大棗十五枚
右六味先煮麻黄去上沫納諸藥煮取三升分温三服惡風加附子一枚

水腫 [illegible] 甘草麻黄湯——主上宣肺氣中助土氣外行水氣
麻黄四兩 甘草二兩 右二味先煮麻黄去一沸去沫入甘草煮
取三升温服一升重覆汗出不汗再服慎風寒

水腫 [illegible] 麻黄附子湯——主温經利水
麻黄三兩 甘草二兩 附子一枚 右三味先煮麻黄去上沫入諸藥
煮取二升温服八合日三服

水腫 [illegible] 杏子湯——主治脉浮者為風水發汗即止
甘草 麻黄 杏仁 按此方已闕 或云即甘草麻黄湯加杏仁也

水腫 [illegible] 蒲灰散——厥而皮水者此主之
蒲灰七分 滑石三分 右為末飲服方寸匕日三服 此方可内服如湯

七十五

醫門索源

耆芍桂酒湯——治身體腫發熱汗出而渴狀如風水汗出沾衣色正黃如蘗汁脈自沉

黃耆五兩 芍藥 桂枝各三兩 苦酒一升 水七升相和煮三升分溫服 當心煩 至六七日乃解

桂枝加黃耆湯——治黃汗

桂枝 芍藥 生薑各三兩 甘草二兩 黃耆各二兩 大棗十二枚

水八升煮三升溫服一升須臾啜熱稀粥一升餘以助藥力溫服取

微汗 若不汗更服

桂甘薑棗麻辛附子湯——治氣分心下堅大如盤邊如旋杯

桂枝 生薑各三兩 甘草 麻黃 細辛各二兩 附子一枚 大棗十二枚

水七升先煮麻黃去上沫內諸藥煮二升分溫服日夜作三服 當

汗出如蟲行皮中即愈

枳朮湯——治心下堅大如盤 邊如旋杯 水飲所作

枳實一錢 白朮四錢 水二杯煎八分服 日夜作三服 腹中軟即止

八 (廿三) 防己黃芪湯 治風水脈浮身重汗出惡風

防己一錢 甘草半錢 白朮一錢 黃芪一錢 生姜四片 大棗一枚

水二杯煎八分服 服後如虫行皮中 從腰下如冰 後坐被上 又以一被繞腰下 溫令微汗 瘥 喘者加麻黃 胃中不和者加芍藥 氣上衝者加桂枝

附雅脹膨湯方

脹滿 十六

八 (一)(廿四) 七氣湯 即四七湯 治七情之氣 鬱結逆

半夏 厚朴 茯苓各三錢 紫蘇葉一錢 加生姜三片 水二杯煎八分服

八 (二)(廿五) 厚朴三物湯 治心腹實痛 大便閉者

厚朴四錢 大黃一錢 枳實半錢 水二杯煎八分溫服

八 (三)(廿六) 厚朴七物湯 即前方加桂枝 甘草各半錢 生姜二錢半 大棗二枚

醫門索源 七十六

醫門要訣

水二鍾煎八分服 嘔者加生薑七片 寒者多加生薑七片

暑證十四

六一散（見五十九）

白虎湯（見一百八）

香薷飲（見三十二）

大順散——治陰暑即畏熱貪涼之病

乾薑一兩炒 甘草八分炒 杏仁去皮尖六分炒 肉桂六分 共為末每服三錢

水一杯煎至七分服 或燒滾水調下亦可

生脈散（見九十七）

清暑益氣湯（見一百十二）

白虎加人參法 即白虎湯（見百八）加人參 以治暑傷元氣者 亦加

蒼朮治身熱足冷 以暑必挾有濕也

一物瓜蒂湯—治太陽中暍身熱疼重而脉微弱者

瓜蒂二十个 水二杯煎八分服

泄瀉十五

胃苓散—消脹行水

水三杯煎

蒼朮米泔浸炒 白朮 厚朴各一錢半 桂枝 陳皮 澤瀉 猪苓各一錢半

甘草五分 茯苓一錢 加生姜三片 水三杯煎八分服 去桂草以煨

半熟蒜同搗爛為丸 陳米湯下三四十丸 日兩服更妙

四神丸（[illegible]腎丸）

瀉心湯—治心氣不足吐血衄血者此湯主之

大黃二兩 黃連一兩 黃芩一兩 水三升煮取一升頓服之

眩暈十六

大黃散—即用大黃一味酒炒三遍為末茶調下一二錢

七十七

[illegible]

例刻批鹿茸酒　即將鹿茸置酒十兩煎之去滓入麝香少許飲之

例改增左歸飲　見[illegible]一八一

例改致正元丹　治命門火衰不能生土吐利厥冷有時陰火上衝則頭面赤熱眩暈惡心濁氣逆滿則胸脇刺痛臍肚脹急

人參三兩用附子一兩煮汁收乃去附子　黄耆一兩五錢用川芎一兩酒煮汁收入去川芎　山藥一兩用乾薑三錢煎汁收入去乾薑

白术二兩用陳皮五錢煮汁收入去陳皮　茯苓二兩用肉桂六錢酒洗煎汁收入晒乾勿見火去桂　甘草一兩五錢用烏藥一兩煎汁收入去烏藥

右藥除茯苓文武火緩緩焙乾勿炒傷藥性杵為細末

服三五分以薑三片紅棗一枚擘破煎湯帶滓入鹽一捻和滓調服之後飲熱湯一碗以助藥力

嘔逆十七

例改附二陳湯（[illegible]一〇五）

例改刻小柴胡湯（見四十六）

吳茱萸湯—見[redacted]一八四

大黃甘草湯—治食已即吐

大黃四錢　甘草一錢半　水二杯煎八分服

進退黃連湯—治諸吐上衛食不得入甘味四湯至之

黃連薑汁炒　乾薑炮　人參人乳拌蒸一錢半　桂枝一錢　半夏一錢半薑製

大棗二枚　進法用本方三味俱不制水三茶杯煎一杯溫

服　退法不用桂枝黃連減半或加肉桂五分如上逐

味製熟煎服法同但空朝服崔氏八味丸所謂氣丸之

半錢飢服並劑再

代赭旋覆湯—治傷寒發汗若吐若下解後心下痞鞕噫氣不除者

旋覆花二錢　人參一錢　生薑二錢半　半夏一錢　甘草一錢半　代赭石一錢

大棗二枚　水煎服日三服

七十八

醫門□□

癲狂十八

滚痰丸（八十一）

磁石丸（二十一）

當歸蘆薈丸（一二三）

丹礬丸——治五癇

黄丹一兩 白礬二兩 二味入銀罐中煅通紅，為末，入臘茶一兩，不落水猪心血為丸，朱砂為衣，每服廿丸，茶清下。久服其涎自便出，半月後更以安神調之。猪心血如不能時可加蜜廿錢。

附醫通癲湯方
王清任原本
桃仁八錢
又每三服方

淋閉十九

五淋湯（五十七）

加味五淋湯——治老人精竭髓枯而溺淋者

張氏腎氣湯方（見□二十上）加萆薢石菖蒲兔絲子各三錢
以為導引

加味腎氣丸（按此即金匱腎氣丸見（藥一二八））治腎氣大虛肚腹脹大四肢浮腫喘急痰盛小便不利大便溏黃色或如鹽證宜清溫飲一劑 即桂附八味丸（藥十一）加川牛夕車前子二錢宜服

萆薢分清飲（藥一〇六）

六味地黃丸（藥十）

八味地黃丸（藥十一）

龍膽瀉肝湯—治脅痛口苦耳聾筋痿陰濕熱癢陰腫白濁溲血
龍胆草三分 黃芩 梔子 澤瀉各一錢 木通五分 車前子五分 當歸
甘草 生地各三分 柴胡一錢 水一杯半 煎八分服

十全大補湯（藥八）

七十九

醫門

疝氣 十

加味五苓散—治身熱口渴小便少而治疝

猪苓 澤瀉 茯苓各一錢 肉桂一錢 白朮四錢 木通 川楝子各一錢半

橘核一錢 木香一錢 水八分服

三層茴香丸—治一切疝氣如神

大茴香一兩 同鹽一兩 炒和鹽拌兩 川楝子一兩 沙參 木香各一兩 為末米

糊丸如梧子大每服三錢空心溫酒或鹽湯下 其一料

用畢照前接服第二料 照前方加蓽撥一兩 檳榔

五錢 共五兩半依前丸服 法若未愈再服用第三料

照前第二料加茯苓四兩 附子炮一兩 共前八味

重十兩 服用如前 疝雖卅年久大如栲栳者皆可

消散

川以102 川以102

附□林湯方 比鍾丹方

㕮 雄礬石洗滌水 — 治丈夫陰腫如斗核中痛

雄黃末一兩 礬石二兩 甘草七寸 水五升煮取二升洗

痰飲二十六

㕮 苓桂朮甘湯 — 見[redacted]一九七

即茯苓桂朮甘湯

治胸脇支滿目眩 並治飲邪阻滯心肺之陽（金匱）

氣短

㕮 腎氣丸（方[redacted]）

㕮 甘遂半夏湯 — 治飲邪流連不去心下堅滿

甘遂大者三枚 半夏十二枚以水一升煮取半升去滓 芍藥五枚 甘草如指大一枚炙

以水二升煮取半升去滓入蜜半升煎取八合頓服

㕮 十棗湯 — 見[redacted]一八九

㕮 大青龍湯（[redacted]四十四）

㕮 小青龍湯（[redacted]四十五）

醫門……

木防已湯——主兩三焦之結通上下之氣

木防已二錢 石膏六錢 桂枝二錢 人參四錢 水三杯煮取八分溫服

木防已加茯苓湯——主兩焦停飲不能用之又此方去石膏小青……湯治咳喘痛寒穀

木防已二錢 桂枝二錢 茯苓四錢 人參四錢 芒硝二錢半 水三杯

煮七分去滓入芒硝微煎溫服微利自愈

澤瀉湯——治人昏冒眩冒者宜之

澤瀉五錢 白朮二錢 水三杯煮取七分溫服

厚朴大黃湯——治支飲胸滿

厚朴二錢 大黃二錢 枳實七錢 水三杯煮七分溫服

葶藶大棗瀉肺湯——見本集第四十四方

小半夏湯——治心下支飲嘔而不渴

半夏四分 生姜四分 水二杯煎八分温服

己椒藶黄丸 — 治腹満口舌乾燥腸間有水氣

防己 椒目 葶藶熬 大黄各一兩 右末之蜜丸梧子大

先飲食服一丸日三服 稍増之口中有津液渇者

加芒硝半兩

小半夏加茯苓丸 — 治卒嘔吐心下痞膈間有水眩悸者主之

半夏一升 生姜半斤 茯苓四兩 水七升煮取一升五合分温再服

五苓散 (○五十七)

外台茯苓飲 — 治積飲既去而虚氣塞満不能進食 此方最妙

茯苓 人参 白朮各三兩 枳実二兩 橘皮二兩半 生姜四兩

水二杯煎七分服一日三服

真武湯 — (○三五)

川因証三因白散——治中風不省人事痰涎如湧氣喘痰聲者

滑石一兩半夏二錢附子二錢炮共研末每服二錢加姜五片蜜一匙

水一盞半煎七分服

消渴二十三、

川次證七味飲——即以六味丸（一料）加肉桂一兩五味子一兩

水煎七碗候冷飲之熟睡而渴即愈

川因証治清燥湯——治痿厥癱瘓下痢肢弱

黃耆一錢半 當歸七分 蒼朮一錢 人參二下 茯苓二下 升麻三下 黃連下 黃柏下 柴胡一下

生地二下 白朮下 猪苓下 麥冬下 甘草二下 神曲二下 澤瀉三下 五味子九粒 水盞煎服

川次因腎氣丸（全）（三七）

川証因烏梅丸——見[illegible]（一七〇）

附玉液湯方

傷瘟二十三、

[illegible]

婦科二十四

四物湯（[illegible]六）

歸脾湯——治食少不眠怔忡吐血下血大便或溏或秘妄夢健忘七情所傷遺精帶濁及女子月經不調

黄耆一錢 人參 白朮 茯神 棗仁炒 當歸身 茯神 龍眼肉各一錢

木香五分 甘草一錢 遠志 水二鍾 薑 棗 煎服 [illegible] 加

白芍一錢半 甚者 [illegible] 加 [illegible] 加

貝母二錢 脾虛 [illegible] 加丹皮 梔子

逍遙散（[illegible]九）

六君子湯（[illegible]三）

保生無憂散——主婦人易生及不横之生 横生 期前先服一二劑

當歸一錢半 川芎 川貝母一錢 黄芪 生用 艾葉九分 厚朴 一錢二分 [illegible]

香薷飲（方三十）

平胃散（方〔三〕）

防風通聖散（方六九）

雙解散——主治表裏俱實之劑，不能和血調氣，當為時疫之邪

即以防風通聖散與益元散（方五十六）合併而名。

雙解散即防風通聖散方內除大黃芒硝亦名雙解

見卷七方經

達原飲——吳又可之方，以之專治溫疫初起者

檳榔二錢 厚朴一錢 草果仁五分 知母一錢 芍藥一錢 黃芩一錢

甘草五分 水二盅 煎八分 午後溫服

[illegible]湯　銀翹散　桑菊飲　白虎湯　承氣湯　清宮湯　清營湯　紫雪丹　至寶丹　安宮牛黃丸　[illegible]湯　竹葉石膏湯　三甲湯

[illegible]

八十二

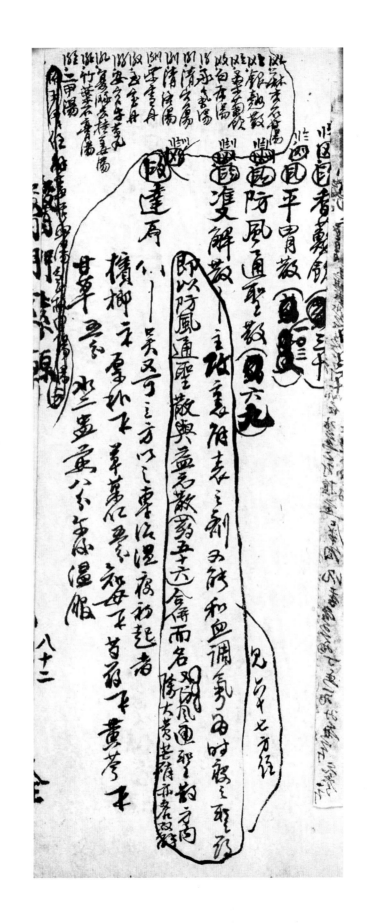

醫門[illegible]

婦科二十四

四物湯一（六）

歸脾湯一 治食少不眠怔忡吐血下血大便或溏或秘妄夢健忘七情所傷遺精帶濁及女子不月等症

炙黃芪二錢 人參 白朮 茯神 棗仁炒 各二錢 當歸身 [illegible] 龍眼肉 各二錢

木香五分 炙草一錢 遠志五分 [illegible] 水煎服 [illegible] 去木香 加

白芍一錢 甚者加 [illegible] 去木香七分 [illegible] 加

貝母二錢 脾虛發熱加丹皮 梔子

[illegible]

逍遙散（四九）

六君子湯（二）

保生無憂散一 主婦人易生及不橫生倒生 期前先服一二劑

當歸 酒洗 一錢半 川貝母一錢 黃芪 生用 艾葉七分 川芎一錢二分 [illegible]

烏藥一錢四分 厚朴薑汁炒七分 荊芥穗八分 枳殼麩炒六分 川芎一錢三分
葛根五分 甘草五分 加生薑三片 紫蘇葉八分 空心服

加味歸芎湯——主催生
川芎三錢 當歸身五錢 龜板生研三錢 婦人生過男女頂門髮燒灰雞子大
水二杯煎八分服 如人行五六里路即生

當歸補血湯——治傷於勞役肌熱面赤煩渴引飲脈洪
當歸三錢 黃耆一兩 水煎服 加附子三錢神效 或加桂一錢

失笑散（見[redacted]見十一）

生化湯——產後十二日去瘀生新之至藥
當歸三錢 川芎二錢 乾薑五分炮 桃仁去皮尖七粒 甘草一錢炙
水二杯煎八分服 產後風口噤角弓反張者宜加
荊芥穗三錢 又方中風口噤用華佗愈風散即荊

八十五

醫門普度

芎歸一味，焙爲末，每服二錢，以黃酒調送下。如牙噤藥不下者，用雞蛋清以黃酒並調，從鼻孔灌下。

附子湯（金匱二七）——治背惡寒，身疼，肢冷者。
附子 人參各三錢 茯苓 芍藥各三錢 白朮四錢 水二盅煎，八分溫服。

桂枝湯

桂枝茯苓丸——治婦人素有癥病，經斷未及三月，而得漏下不止者。
桂枝 茯苓 丹皮 桃仁去皮尖，熬 芍藥各等分 共末，蜜丸如兔屎大，每日食前服一丸，不止，時加至三丸。

當歸芍藥散——治婦人懷妊，腹中㽲痛，此散主之。
當歸 川芎各三兩 芍藥一斤 茯苓 白朮各四兩 澤瀉半斤
右共杵爲散，取方寸匕，日三服。

乾姜人参半夏丸　治妊娠嘔吐不止　此丸主之
乾姜　人参各一兩　半夏二兩　共末生姜汁糊丸　桐子大
飲服十丸　日三服

當歸貝母苦参丸　治妊娠小便難飲食如故者　此丸主之
當歸　貝母　苦参各四兩　共末蜜丸小豆大　飲服三丸加至十丸

當歸散　主治婦人妊娠宜常服之
當歸　黄芩　芍藥　川芎各一斤　白朮半斤　共杵為散　酒服
方寸匕　日再服　妊娠常服即易産　胎無疾苦　産後百
病悉主之

白朮散　主妊娠養胎方
白朮　川芎　蜀椒三分去汗　牡蠣二分　共杵為散　酒服一錢匕
日三服　夜一服　但苦痛加芍藥　心下毒痛倍加芎

醫門索源　八十四

醫門[illegible]

乾嘔心煩吐痢不能食飲欲得者 粳米一兩生姜大者一枚

服之治反胃以醋煮水服之若但以醋煮水服之亦差

又霍亂者 小麥汁服之已治霍亂者 大青粥服之病瘥亦愈

服之勿置之

又小 傷寒 芎歸膠艾湯 治婦人有漏下者有半產後因續下血都不絕者

有妊娠下血者及妊娠腹中痛者

乾地黃六兩 芎藭 阿膠 甘草各二兩 艾葉 當歸各三兩 芍藥四兩

水五升清酒三升合煮取三升去滓內膠令消盡溫服一升

日三服不差更作

又小 傷寒 葵子茯苓散 治妊娠有水氣身重小便不利洒淅惡寒起

即頭眩 葵子散主之

葵子一升 茯苓三兩 右二味杵為散飲服方寸匕日三服小便利則愈

小柴胡湯（四十六）

竹葉湯　一治産後中風發熱面正赤喘而頭痛者竹葉湯主之

竹葉一把　葛根三兩　防風　桔梗　桂枝　人參　甘草各一兩

附子一枚炮　生姜五兩　大棗十五枚　水一斗煮取二升半分溫三服

溫覆使汗出　頸項強用大附子一枚破之如豆大

前藥揚去沫嘔者加半夏半升洗

陽旦湯　一治産後中風續續數十日不解頭微疼悪寒時時有

熱心下悶乾嘔汗出雖久陽旦證續在者可與之

即桂枝湯（二十七）加附子

當歸生姜羊肉湯　一治寒疝腹中痛及脇痛裏急者主之

當歸三兩　生姜五兩　羊肉一斤　水八升煮取三升溫服七合日

三服若寒多者加生姜成一斤痛多而嘔者加橘皮二兩

八十五

醫門[illegible]

皂礬一兩 水生姜各一兩 加水三升 煮取二升 分三服之

枳實芍藥散——主產後腹痛煩滿不得臥者

枳實燒令黑 勿太過 芍藥等分 共搗為散 服方寸匕 日三服 并主癰膿 大麥粥下之

下瘀血湯——治產婦腹中有瘀血著臍下 亦主經水不利

大黃三兩 桃仁廿枚 䗪蟲廿枚 去足熬 共末 煉蜜和為四丸 以酒一升

煮一丸 取八合 頓服之 瘀血下如豚肝

大承氣湯——治產後胃實 大便不通 煩燥發熱 日晡煩燥不食

食則譫語 至夜即愈者

大黃酒洗 二兩 厚朴四兩 枳實二兩半 芒硝二兩 水五杯 先煮枳實

厚朴至三杯 去滓 納大黃 煮取一杯 去滓 納硝 更上

微火一兩沸 溫服 得下 勿再服

此方已見藥(六十)

切記小承氣湯

已見也藥(六十三)

附 小承氣湯一三味前方稍微和
大黄四兩 厚朴二兩 枳實三枚 水三升煮取六合溫服

川二
（陰）（陽）竹皮大丸一治婦人乳中虚煩亂嘔逆安中益氣
生竹茹 石膏各二分 桂枝 白薇各一分 甘草七分 共末之
棗肉丸彈子大飲服一丸日三夜二服有熱倍白薇煩
喘者加柏實一分

（陰）（陽）白頭翁加甘草阿膠湯一治産後下利虚極
白頭翁 阿膠 甘草各二兩 黄連 黄蘗 秦皮各三兩
水七升煮取三升去滓入阿膠更上微火煎膠烊消取二
升溫服一升不愈更服一升

川二
（陰）（陽）溫經湯一治婦人年五十下利數十日不止暮即發熱少腹裏急
腹滿手掌煩熱唇口乾燥帶下取

八十六

醫門方

呉茱萸三两 當归 芎藭 芍药 人参 桂枝 阿膠

丹皮 甘草各二两 生姜三两 半夏半升 麦冬一升

水一斗煮取三升分温三服 亦主婦人少腹寒久不受胎

兼治崩中去血或月水来過多及至期不来

甘麦大枣湯 治婦人臓燥悲傷欲哭象如神霊所作数欠伸狀

甘草三两 小麦一升 大枣十枚 水六升煮取三升分温三服 亦補脾氣

小柴胡湯 四十六

半夏厚朴湯 治婦人咽中如有炙臠

半夏一升 厚朴三两 茯苓四两 生姜五两 蘇葉二两

水一斗煮取四升分温四服日三夜一服

小青龍湯 四十五

瀉心湯 見 甘九

土瓜根湯—治帶下經水不利少腹滿痛經一月再見者
土瓜根 芍藥 桂枝 䗪虫各三兩 共杵爲散 酒服方寸匕
日三服

旋覆花湯—治婦人革脈則半產漏下
旋覆花三兩 葱十四莖 新絳少許 水三升煮取一升頓服

膠姜湯—治婦人陷經漏下黑不解者
乾姜 阿膠 水煮服 原方已缺 一云即是芎歸膠艾湯見三四頁

膠艾湯 即四芎膠艾湯 湯校刪去

附膠艾湯—即四物湯（見前）加阿膠艾葉甘草三味即名
是名湯名—此方應查[illegible]

大黃甘遂湯—治婦人少腹滿如敦狀 小便微難而不渴 生後者
大黃四兩 甘遂二兩 阿膠二兩 水三升煮取一升頓服其血當下

抵當湯（[illegible]十九）

八十七

醫門……

礬石丸一治婦人經水閉不利臟堅癖不止中有乾血下白物者
礬石三分燒 杏仁一分 右末之蜜丸棗核大服四丸劇者再服之

紅藍花酒一治婦人六十二種風腹中血氣刺痛者
紅藍花一兩 以酒一大升煎減半頓服一半未止頓服

當歸芍藥散一見本編第一百五十二方

小建中湯（第十四）

腎氣丸（第一二七）

蛇床子散一治婦人陰寒溫陰中坐藥
蛇床子 右末之以白粉少許和合相得如棗大綿裹納之自然溫

狼牙湯一治婦人陰中生瘡而蝕爛者洗之
狼牙三兩 水四升煮取半升以綿纏筋如繭浸湯瀝陰中日四遍又無狼牙草即以狼毒代之

圓 膏髮煎 一 治婦人胃氣下泄陰吹而正喧者並治諸黄疾病

猪膏半斤 亂髮如雞子大三枚 和膏中煎之髮消藥成

分再服 病從小便出

圓 小兒疳蟲蝕齒方 一 專治小兒疳蟲蝕齒

雄黄 葶藶 共末取臘月猪脂鎔以槐枝綿裹

頭四五枚 點藥烙之

附治婦人難產及胎死腹中橫生者急佛手散（胎氣不安或）

當归 二兩 川芎 一兩 細末 水七分同煎至七分

若治橫生逆產則加黑料豆 炒焦 淨水加童便

一半 煎藥服少頃再服一劑 此方又治產後腹痛發

熱頭痛 能逐惡血生新血 保扶神效之極

難產 其小兒手足已在外者 切不可亂動 惟以食鹽少許塗

兒掌 兩用指甲輕搔之 又以鹽摩母腹 安臥一時 自然收入 切記

八十八

醫門[illegible]

保嬰既驗之中將湯方

理衡湯方

理衡丸方

壽胎丸方

胎動下血之秘湯

三仙除風方

仙傳治之除風方

秘傳女子乾痛方

寧坤養血丹方

[illegible]方

附錄

[illegible]古傳真丹方

[illegible]皇帝壽丹方

[illegible]

衛生治痢之林

中藥十滴水

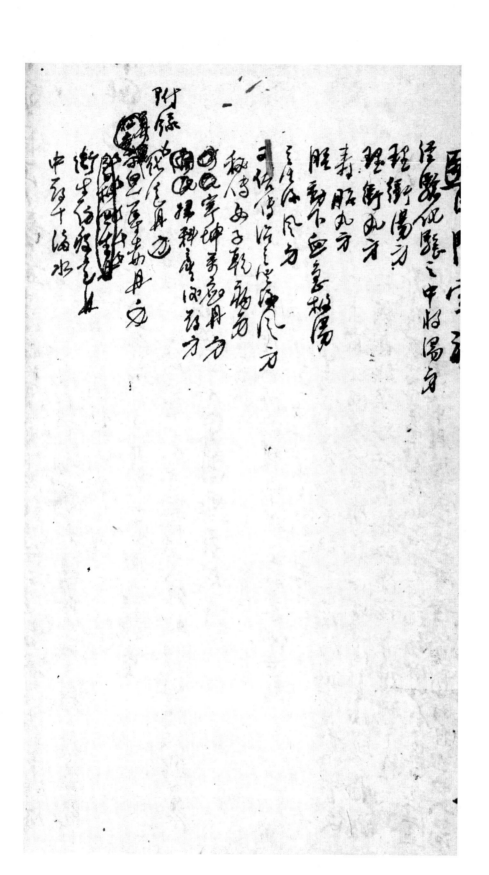

(三)參考類方

一、用藥辨例

注記：
▲見前剩者 用藥目次
▲見要方者 用藥目錄
▲見錫方者 用中碼子
▲見內引方者 用亞拉伯碼

陰陽辨

太陽症——桂枝湯二十七、麻黃湯二十八、大青龍湯四十四、小青龍湯四十五
桂枝加葛根湯(三三五) 葛根湯二十九、

陽明症——白虎湯一五八、調胃承氣湯六十六、小承氣湯六十五、大承氣湯六十四、

少陽症——小柴胡湯四十六、大柴胡湯[illegible]七十三、

太陰症——理中丸湯三三○ 四逆湯三三三、通脈四逆加人尿猪胆湯(三四六)
桂枝加芍藥湯三四七、桂枝加大黃湯三四八、

少陰症 麻黃附子甘草湯(三四九) 通脈四逆湯(四逆湯三三一) 白通湯三四〇、
吳茱萸湯(六四) 猪苓湯(三五〇) 黃連阿膠雞子黃湯三五一、
麻黃附子細辛湯(一六二) 大承氣湯(四)六十四、

厥陰症——烏梅丸(二六〇) 當歸四逆湯三五二 白頭翁湯三五三

六法辨

陽症|||大汗者—麻黃湯二十八、陶氏麻黃湯(三五四) 追魂湯(三五五)

八十九

醫門八法

五物湯(三五六) 麻黃附子細辛湯(六三) 麻黃附子甘草湯(三四九)

解肌者—桂枝湯二十七 陶氏桂枝湯(三五七) 杏子湯(三六〇) 九味桂附湯(三五八)

八物散(三五九) 葛根湯三十九 葛根解肌湯(三六〇) 陶氏解肌湯(三六一)

升麻葛根湯四十八 柴胡升麻湯(三六三) 九味羌活湯(二七八)

羌活沖和湯(三六二) 防風沖和湯(三六四) 川芎湯(三六五)

吐者—瓜蒂散五十五 梔豉湯五十四

下者—大承氣湯(六十六) 小承氣湯(六十七) 調胃承氣湯六十八

三一承氣湯(六十九) 陶氏六一順氣湯(三六六)

滲者—豬苓湯(三五〇) 五苓散九十八 陶氏五苓散(三六七)

和解者—小柴胡湯四十六 陶氏小柴胡湯(三六八) 和解散(三六九)

火邪湯(三七〇) 大柴胡湯七十六 白虎湯一〇八

陶氏白虎湯(三七一)

陰症川温補者｜理中湯一三〇、陶氏理中湯(三七二)治中湯(三七三)

小建中湯十四、玄武湯(三七四)四逆湯一三六、陶氏四逆湯(三七五)

當歸四逆湯(三五二)三味參萸湯(三七六)炙甘草湯(三七七)

藿香正氣散三十一、神聖避瘟丹(三七八)

瘟疫方｜人參敗毒散四十三、

温者十八劑方[redacted]例如次

輕劑｜防風通聖散六十九、

清劑｜涼膈散(七十)七十、

解劑｜小柴胡湯四十六、

緩劑｜大柴胡湯七十五、

寒劑｜大承氣湯(四)六十四、

調劑｜調胃承氣湯六十八

吐劑｜瓜蒂散五十五

醫門索源 九十

[illegible]

甘劑——天水益元散 三七九

暑劑——白虎湯 一〇八

火劑——黃連解毒湯 二〇八

淡劑——五苓散 九十八

濕劑——三花神佑丸 三八〇

奪劑——三黃丸 三八一

補劑——防風當歸飲 三八二

平劑——四君子湯 二一

榮劑——四物湯 六

澀劑——胃風湯 三八三

溫劑——理中湯 三〇

和劑——平胃散 一〇三

結胸—大陷胸湯 [illegible] 七十七、大陷胸丸 [illegible]

發斑—涼膈散 [illegible] 七十、

煩不眠—梔豉湯 五十四

發黃—茵陳湯 [illegible] 一百、

煩渇—涼膈散 [illegible] 七十、

痙—承氣湯 [illegible] 六十四、六十六、

六、藥辨方劑

①桂枝加葛根湯—即桂枝湯加葛根四錢

②通脉四逆加人尿猪胆湯—乾姜 甘草四錢 附子 生用

③桂枝加芍藥湯—桂枝 生姜 大棗四枚 芍藥 甘草

④桂枝加大黃湯—桂枝 生姜 大棗四枚 芍藥 甘草 大黃

⑤麻黃附子甘草湯—麻黄去根 甘草 附子

醫門索源 九十一

醫門寳

按此即四逆湯

白通加四逆湯 — 乾姜五錢 炙甘草四錢 生附子二錢

以治 ⑥ 又 豬苓湯 — 豬苓 茯苓 澤瀉 滑石 阿膠 各三錢

以治 ⑦ 又 黃連阿膠雞子黃湯 — 黃連四錢 黃芩一錢 芍藥二錢 阿膠三錢 雞子黃二枚

以治 ⑧ 又 當歸四逆湯 — 當歸 桂枝 白芍各三錢 炙甘草 木通 細辛各二錢 大棗二枚

以治 ⑨ 又 白頭翁湯 — 白頭翁二錢 黃連 黃柏 秦皮各三錢

以治 ⑩ 又 陶氏麻黃湯 — 即麻黃湯加升麻 川芎 白芷 防風 羌活 藁本 生姜 葱白 豆豉 煎服

以治 ⑪ 又 還魂湯 — 麻黃三錢 杏仁廿粒 甘草一錢 一方加桂枝二錢

以治 ⑫ 又 五拗湯 — 麻黃 杏仁 甘草各一錢 生姜三片 葱白 溫服 一方加荊芥 桂枝各五分

以治 ⑬ 又 陶氏桂枝湯 — 即桂枝湯加防風 川芎 羌活 藁本 生姜 大棗 煎熟入飴糖二匙溫服

以治 ⑭ 又 茺味桂附湯 — 桂枝 芍藥 甘草 乾姜 生附 茯苓 桃仁 各等分

以治 ⑮ 又 六物散 — 桂枝 當歸 川芎 羌活 防風 各二錢 芍藥一錢 甘草 茯苓 各二錢 生姜三片 大棗二枚 水煎

以治 ⑯ 又 葛根解肌湯 — 即葛根湯加黃芩二錢

17. 柴 陶氏解肌湯 — 即葛根解肌湯去麻桂加柴胡羌活白芷桔梗石膏升麻姜棗煎服

18. 柴 柴胡升麻湯 — 葛根芍藥柴胡前胡荊芥石膏各一錢 桑白皮黃芩各六分 升麻五分 豆豉十粒 姜三片煎服

19. 柴 羌活沖和湯 — 羌活蒼朮細辛 防風黃芩川芎白芷生地甘草各五分 姜三片 煎服

20. 水 防風沖和湯 — 防風白朮生地各一錢 羌活黃芩白芷甘草各五分 川芎三分 水煎 汗未止加黃芪芍藥 仍未止用柴胡桂枝湯

21. 柴 川芎湯 — 川芎 白朮 蒼朮 活 各一錢

三一承氣湯 — 即大承氣湯加甘草 五錢 生姜三片

22. 柴 陶氏六乙順氣湯 — 大黃 枳實 厚朴 芒硝 柴胡 黃芩 芍藥 甘草

23. 柴 陶氏五苓散 — 即五苓散去桂枝加甘草滑石山梔燈心 入鹽一字調服

24. 柴 陶氏柴胡湯 — 即小柴胡湯加陳皮芍藥川芎 入生姜汁三匙調服

25. 柴 敗毒散 — 柴胡 黃芩 人參 甘草各一錢 姜三片 棗二枚 水煎 防風 中暑加香薷

26. 柴 大郎湯 — 即小柴胡湯加芒硝一撮煎服

27. 柴 陶氏白虎湯 — 即白虎湯加人參麥門冬 五味子 山梔 姜三片 棗二枚 竹葉 煎服

九十二

(28)孫 陶氏理中湯—即理中湯加肉桂陳皮茯苓姜棗水煎服入炒陳壁土一匙

(29)孫 治中湯—即理中湯加陳皮青皮甘草

(30)孫 真武湯—芍藥 茯苓 白朮 甘草 附子炮 生姜三片

(31)孫 陶氏四逆湯—即四逆湯加人參白朮茯苓陳皮半夏肉桂五味子水煎

(32)孫 三味參萸湯—吳茱萸 人參 生姜 棗 水煎溫服

(33)孫 炙甘草湯—炙甘草 人參 生地 桂枝 麻仁 麥冬 阿膠 生姜 棗 水煎

(34)孫 神聖辟瘟丹—羌活 獨活 白芷 香附 大黃 甘松 三柰 赤箭 雄黃 蒼朮倍用 麵糊丸彈子大

(35)孫 天水益元散—即益元散 六一散 見前 益元散見前

(36)孫 三花神佑丸—芫花 甘遂 大戟 大黃 黑丑 輕粉 水丸

(37)孫 三黃丸—即以黃芩 黃連 大黃 酒蒸曬乾 共末 蜜丸之藥是也

(38)孫 防風當歸飲—即四物湯(見前) 去白芍 加防風一味是也

(39)孫 胃風湯—人參 白朮土炒 茯苓 當歸炒 川芎 芍藥炒 桂 炒 加粟米百餘粒

戲出[illegible]大陷胸湯——大黃六兩去皮 芒硝一升 甘遂一錢匕 水六升先煮大黃取二升去滓內芒硝煮一二沸內甘遂末溫服一升

川戲出撥大陷胸丸——大黃半斤 葶藶子熬 芒硝 杏仁去皮尖熬黑各半升為丸以杏仁芒硝合研如脂和他藥作如彈丸別搗甘遂末一錢匕白蜜二合水二升煮取一升溫頓服

九十三

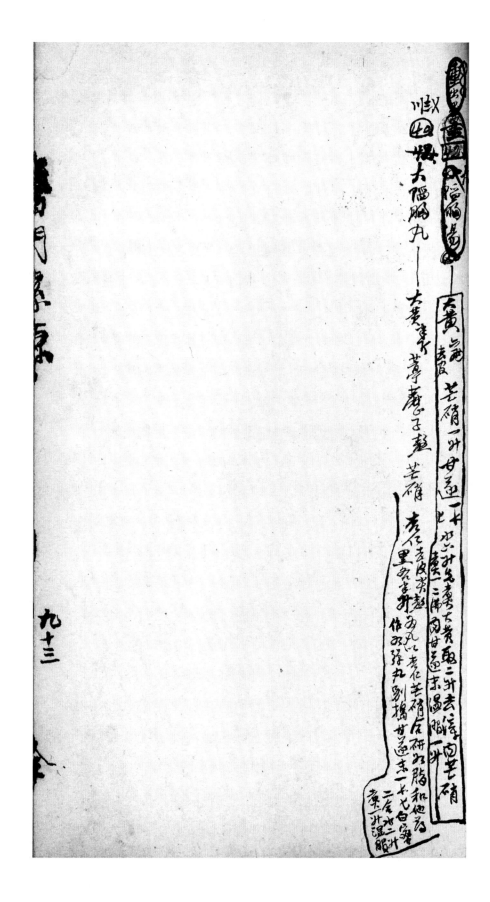

驗方叢集

擬全删

本堂積年治驗及索求之特殊經驗良方數千種均係應用最準確之方劑已見椿茂良方叢編中本集所集成方僅爲叢編之一部分由本藥號配備常劑茲特錄如左

甲字補劑一

乾地黃八 熟地黃八 山藥八 山茱萸八 茯苓六 澤瀉六

龜板六 丹皮六 元參四 牛夕四 枸杞子四 天門冬四

麥冬四 鎖陽三 知母三 菟絲子三 黃柏三 黨參(?)

草蔻仁五 肉桂二五 青木香二五 遠志五 杏仁五

乙

乾地黃 熟地黃 五味子 肉從蓉 兔絲子 杜仲

山藥 赤石脂 茯神 山茱萸 巴戟 生地

牛夕 澤瀉

[illegible] 常 [illegible] 種此 更[illegible] 其先更 人人删 切記 切

醫門索源 九十四

乙字表劑一

杏仁一六〇 桔梗一三 甘草一三 桑白皮一三 生姜青八〇

麻黃八〇 桂枝八〇 葶藶子一三 紫蘇二〇 橘皮乙〇

又 天冬 麥冬乙

二 杏仁三〇〇 陳皮三〇〇乙 川貝三〇〇 麥冬一〇〇 金斛一〇〇

紫蘇八〇、 明礬八〇、 桔梗八〇、 白朮八〇、 甘草乙八〇、

丙字和劑一

金銀花六〇 熟地黃六〇 神曲六〇 製香附六〇 醋元胡四〇五

澤蘭葉四〇五 青皮四〇五 天冬三〇 熟地黃三〇 杜仲炭三〇

紫紅花三〇 甜桔葉三〇 伏龍肝三〇 醋青皮二〇五 青連翹三〇

天花粉三〇 炒梔子一〇五 桔黃芩二〇五 白朮一〇五 牡丹皮一〇五

赤芍一〇五 白芍一〇五 桂枝一〇五 厚朴一〇五 木通一〇五

枳殼一〇五　川芎一〇五　蟬退一〇五　雄黃粉一〇五　薏苡仁一〇五
丹參一〇五　青木香一〇五　葶藶仁一〇　煨茯神三〇

二
全當歸三〇　炙黃耆十五　生地八〇　阿膠六〇　續斷四〇
白朮四〇　香附四〇　白芍四〇　川芎四〇　荊芥四〇
陳皮四〇　鬱金四〇　艾炭四〇　地榆炭二〇　青木香二〇
粉丹皮二〇　地骨皮二〇　砂仁四〇　杜仲炭四〇　鹿膠四〇
知母四〇　枸杞一〇　覆盆一〇　甘草六〇

三
全當歸八〇　熟地黃六〇　白芍六〇　制香附四〇　益母草四〇
續斷四〇　人參四〇　杜仲炭四〇　沙參四〇　鹿角霜二〇

四
炒砂仁一〇　橘紅一〇　川芎一〇
香附末再用童便浸透取出水洗淨再蒸一宿晒乾
再浸水泡二次用

九十五

[illegible]

益母草十二兩 用東流水洗淨 烘乾為末

以前兩味四兩 共為末 兩棗汁用三分 醋七分 和為丸

內每服不拘時醋湯下

丁香魚刺一

生地一錢 荷葉一錢 淅貝母八分 艾葉一錢六分 [illegible]八分

側柏葉一錢

又 滌痰蠲 三七末

二 真蒼者八分 化秋霜四 大熟地四 桔梗八分 當歸四

川芎四 破故紙四 砂仁四 廣木香四 兔絲子四

防風四 川牛膝二 炒杜仲四 山查四 陳皮四

白蒺藜四 黃芩四 六神麯二 續斷四 木通二

石菖蒲二 嫩桂枝二 棗仁四 淅貝二 甘草二

三 生黃芪四〇 以蘇葉汁調服 先服藥後服黑丸次
山漆一〇 鬱金一〇 琥珀一〇 蜈蚣二〇 辰砂二〇
戊字攢劑乙
大黃六〇 神曲炭三〇 橘紅三〇 半夏二〇 草果仁四〇
白附子五〇 蒺藜三〇 胡黃連一五 枳殼五〇 鈎藤八〇
石決明十〇 薄荷三〇 天麻三〇 菖蒲一五 天虫三〇
茯神三〇 遠志三〇 膽星三〇 荊芥三〇 桔梗二〇
蝉退二〇 鬱金二〇 防風二〇 全蝎一〇 青黛一五
乙 茯苓二〇 澤瀉一〇 牛蒡子二〇 薄荷一〇 甘草一〇
乙 南星二〇 神曲一〇五 天竺黃六〇 厚朴二〇 硼砂五〇
三 大黃六〇 磁石二〇 神曲炭三〇 橘紅二〇 半夏二〇
胡黃連二〇 黃芩三〇 甘草一〇 枳殼三〇 鈎藤二〇

醫門索源　卯十六　全

巳字第劑一

生地一両五　當归一〇　柴胡一〇　枳殻一〇　青皮一〇

白芍一〇　熟地一〇　蒲黃一〇　香附米五、　鬱金一〇

沉香三、　乳香五、　阿膠五、　艾葉炭一〇　蘇葉五、

防風五、　菟絲子一〇　川芎一〇　蛇退五、　大黃炭五、

青皮五、　柴胡二、　甘草一〇　紅花五、　白术五、

益智二〇　桃仁五、

方子數劑一
大黄四、白芷四、青皮一〇 生地四、防風一〇
黄芪一〇 南星一〇 川烏四、羌活四、獨活四、
麻黄一〇 紅花一〇 甘草五 桔梗四、三棱四、
蒼朮四、車前子一〇
又 乳香八、沒藥八し 沉香八、丁香八、肉桂四、
木香四、白芥子二、麝香二、
又 阿魏一、斑蝥七△ 硫黄二し
乙 血竭一〇 云硃砂一五 冰片一五 紅花一五 乳香一五

九十七

澤瀉一、五 車前一、五

紅花二、 桃仁二、 烏梅肉三、 砂仁三、 澤瀉一

蟾酥一、

辛字清劑一

龍骨二、 澤瀉二、 山藥三、 全蝎三、 山甲二、

黑丑三、 白丑三、 紅花三、 大黃三、

擬金册 藥性補遺

本篇所本藥性賦外所出者積累於此特此附記

元 乾漆味辛溫主絕傷補中續筋骨填髓腦安五臟

〃 牛黃味苦平主驚癇寒熱狂痙除邪逐鬼

〃 蛇床子味苦辛主婦人陰中腫痛男子陰痿濕癢除痹氣利關節

又 松脂味苦溫主疽惡瘡頭瘍白禿疥瘙風氣安五臟除熱

〃 桑寄生味苦平主腰痛小兒背強癰腫安胎 其實主明目輕身

重出

大棗味甘平主心腹邪氣安中養脾助十二經平胃氣和百藥

〃 蒲萄味甘平主筋骨濕痹益氣倍力強志

〃 水銀味辛寒主疥瘙痂瘍白禿殺皮膚中虱除熱墮胎化丹

〃 磁石味辛寒主周痹風濕肢節中痛除大熱煩滿及耳聾

〃 水萍味辛寒主暴熱身癢下水氣勝酒消渴

九十八

醫門索源

十 澤蘭味苦微温主乳婦内衄中風餘疾大腹水腫身面四肢浮腫

蜣蜋味鹹寒主小兒驚癇瘛瘲癲痛寒熱

水蛭味鹹平主逐惡血瘀血月閉破血瘕積聚利水道

夏枯草味苦辛寒主寒熱瘰癧鼠瘻頭瘡破癥散癭結氣

丹參味苦微寒主心腹邪氣腸鳴走水寒熱積聚破癥除瘕益氣止煩

沙參味苦微寒主血積驚氣除寒熱補中益肺氣利人

苦參味苦寒主心腹結氣癥瘕積聚黃疸溺有餘瀝逐水除癰腫止淚

白芨味苦平主癰腫惡瘡敗疽傷陰死肌除胃中邪氣

鈎藤氣味微寒無毒主小兒寒熱十二驚癇

人乳氣味甘鹹平無毒主補五臟令人肥白

小便氣味鹹寒無毒主療寒熱頭痛溫氣以童男者尤佳

龍膽氣味苦濇大寒無毒五臟而殺蠱毒主寒熱骨間寒驚癇續絕筋骨傷絕

益母草子辛甘微温主除水氣明目益精其葉可作浴湯能治癮疹

漏芦鹹寒皮膚熱毒惡瘡疽痔溼痹乳汁益氣聰耳目

甘遂氣味苦寒有毒大腹疝瘕浮腫面目破癥堅積聚去宿食利水穀

大戟氣味苦寒小毒主治蠱毒十二水積聚急痛嘔吐氣逆

（註）其他應用藥物尚繁不勝錄備參閱神農本草及其他完全書籍為最佳

(四)附錄

一、手足三陽表裏一般引經主治例

經	手足	臟腑	引經藥
1.太陽	足	膀胱	上、羌活……下、黃柏
	手	小腸	
2.陽明	足	胃	上、升麻 白芷……下、石膏
	手	大腸	
3.少陽	足	膽	上、柴胡……下、青皮
	手	三焦	
4.太陰	足	脾	白芍
	手	肺	桔梗
5.少陰	足	腎	知母
	手	心	黃連
6.厥陰	足	肝	青皮
	手	心包	柴胡

二、諸經火邪一般瀉用藥

1. 心……火……黄連
2. 肝胆火……柴胡、黄連
3. 脾……火……白芍
4. 肺……火……梔子、黄芩
5. 腎……火……知母
6. 大腸火……黄芩
7. 小腸火……木通
8. 膀胱火……黄柏
9. 三焦火……柴胡、黄芩

三、普通一般用葯主治例

1. 頭角痛血枯須用川芎
2. 巔頂痛須用藁本
3. 徧身骨節痛及風濕須用羌活
4. 腹中痛須用白芍厚樸
5. 臍下痛須用黃柏青皮
6. 心下痛須用吳茱萸
7. 胃脘痛須用草荳蔻
8. 脇下痛寒熱往來及日晡潮熱須用柴胡

9、莖中痛須用生甘草梢

10、氣刺痛須用枳殼

11、血刺痛須用當歸

12、心下痞須用枳實

13、胸中寒痞須用去白陳皮

14、腹中窄須用蒼朮

15、破血須用桃仁

16、活血須用當歸

17、補血須用川芎
18、調血須用玄胡索
19、補元氣須用人參
20、調諸氣須用木香
21、破滯氣須用枳殼青皮
22、肌表熱並去痰須用黃芩
23、去痰用半夏
24、去風痰須用南星

25、諸虛熱及盜汗須用黄芪

26、脾胃受濕及去痰須用白朮

27、下焦濕腫用漢防己草龍胆

28、中焦濕熱用黄連

29、下焦濕熱用黄芩

30、煩渴須用白茯苓葛根

31、嗽者用五味子

32、咳有聲無痰者用生姜杏仁防風

33、咳有聲有痰者用半夏枳殼防風

34、喘者須用阿膠天門冬麥門冬

35、諸泄瀉須用白芍白朮

36、諸水瀉用白朮白茯苓澤瀉

37、諸痢疾須用當歸白芍藥

38、上部見血用防風

39、中部見血用黃連

40、下部見血用地榆

41、眼暴發須用當歸黃連防風

42、眼久昏暗須用熟地黃當歸細辛

43、解利傷寒甘草爲君防風白朮爲佐

44、凡諸風須用防風天麻

45、諸瘡瘍須用黃柏知母爲君茯苓澤瀉爲佐

46、瘧疾須用柴胡爲君隨所發之時所屬經部分以引經藥導之

以上各項雖爲藥市採用術之一要以經驗而來亦可

佐資參考　慧廣

刪

仙傳攄醫辨脉綱領

脉以輕取辨者曰浮洪虛芤(革)散微、

脉以重取辨者曰沉伏、

脉以浮沉合辨者曰寔、

脉以至數辨者曰遲緩數結促代、

脉以形辨者曰弦緊長短細濇滑動、

一浮｜輕手便得如木浮水上

二洪｜浮大來有力去無力

醫門索源

百〇四

从删

三 虛—浮大按之無力

四 芤—浮大無力按之中央空兩邊實但芤而弦者
則為革脉

五 散—浮大無力至數不齊渙漫不收

六 微—浮細無力按之如欲絕若有若無

七 沉—重按始得

八 伏—重按之著骨乃得

九 寔—大而長浮沈皆得

以無

十 遲—一息三至

十一 緩—一息四至

十二 數—一息六至

十三 結—緩時一至

十四 促—數時一至

十五 代—止有常數還有尺中良久方來

十六 弦—直而長如按弓弦

十七 緊—往來有力左右彈人手如轉索無常

十八 長丨迢迢自若如揭長竿末梢

十九 短丨不能滿部兩頭縮縮

廿 細丨直軟而應指如絲綫

廿一 濇丨細而往來難應指如輕刀刮竹

廿二 滑丨往來前却流利如珠

廿三 動丨大如豆厥厥搖動

以浮沈遲數四大綱領辨脉法則

浮而有力為洪無力為芤長大為寔

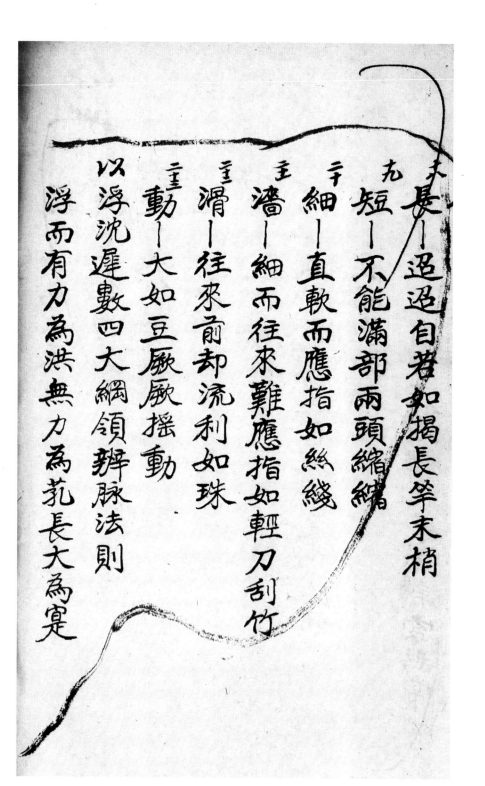

沈而有力爲滑無力爲弱沈而似有似無爲微至骨爲伏
遲而有力爲濇無力爲濡遲而似有似無爲緩
數而有力爲弦無力爲緊

四 瘍脉見病總括

氣血沈濇脉來緊身有痛處發瘡疽身熱浮數反惡寒瘡疽萌動防及時
脉數時見生惡瘍肺脉俱數則生瘡初實洪大爲病

[illegible]

進沈實沈浮邪深入

浮大浮數邪正搏促結見時非吉兆潰後實洪邪未

退沈實沈伏毒未盡

若短若細將變證芤濇遲緩脈相應浮大二句利初

起短細六脈宜潰後

愚擬瘍病各部脈括附錄國醫指南四九等頁之

內特此暫記以備參考

五、瘍病醫療總括

脉見沉實發熱煩燥外無焮痛宜先踈通
浮大數腫當先托裏不沉不浮榮衛當調
脉數無熱内當癰腫脉數惡寒痛處癰見
瘍科臨症全有指南瘍醫大全諸法推斷

六、瘍病雜忌摘要

凡病人忌恐忌疑慮忌身體不潔人來看忌魚羊鵝
肉燒酒面食生冷瓜菓醃辣等物
至瘡口斂百日後不作渴者方可入房

凡一切癰疽瘡腫毒症將欲好時如往有喪人家弔
孝並拜望等項其瘡腫因故即須復發切忌切忌
凡癰疽大症雖有姬妾不得豔妝相見每見癰疽潰
後大肉已生姬妾往來雖無交接之事而戀念一動
精已離宮每致虛陷喘急而亡者數人病者當惜身
命不可不為拒絕也切要切要

愚按忌口之法內（中醫）外（各執）均有惟西醫與中醫相反特記

附錄華編者向先賢先哲[illegible]
[illegible]華先醫理要篇之[illegible]書同
[illegible]作[illegible]九六年方

編者娓音 敬附錄前面

習醫一道 厥功維艱 首明臟腑 經絡當玩
奇經八脉 更要詳叅 法有四診 葯復禁反
各項歌括 須要詳堅 攻讀本課 兼羅他篇
名經鉅著 非止一端 以及〔金匱〕傷寒 診病千般
小兒診斷 更宜細叅 大哉婦科 務要詳研
時病雜治 專章論斷 後者治此 萬勿忽焉

醫門索源 百〇八 全

辟穀絕食方——黑豆五升，淘淨蒸三遍，曬乾，去皮為末。

以子雁為名 皂莢五兩 者其蟾猪 濟溫去水即

大麻子三升，或五升，湯浸一宿，漉出曬乾，蒸三遍，令口開，去皮為末。以上二味用糯米粥合和，搗匀成團如拳頭大，再入甑蒸之，從夜至子住火，至寅取出，磁器內收藏，勿令風乾。每服一二塊，以飽為度，不得喫一切物。第一頓七日不食，第二頓七七日不食，第三頓一百日不食，第四頓永不飢餓，容貌佳勝，更不憔悴。如渴則飲大麻子汁，以滋潤臟腑。若要喫物，服葵菜湯服之，或葵子三合，搗碎煎湯冷服，無妨。

辟穀不飢方——甘菊花　白茯苓　黃蠟　松脂　蜂蜜　等分為末

先將白蜜化下，藥和匀，丸如彈子大，每一丸白湯送下。

又——白麵二斤　黃蠟為油，作燒餅，能食百日不飢。

千金妙——黍二斤　白面六斤　香油二斤　白茯苓四兩　甘草二兩

生姜去皮四兩　乾姜炮二兩　共為末　搗糯作塊　飯內蒸
熟陰乾　五更每服一丸　空心冷水調下　可保百日不
餓　其效於消食後減之可保五十年

百〇九

醫門寶

△金鑑第四卷半產門翻藥散方
白芍二兩　黃耆四兩炙　甘草炙　人參去蘆　當歸去蘆酒洗　熟地洗淨焙乾各一兩
阿膠炒珠各一兩　右㕮咀每服三錢水一盞生姜五片棗三枚煎至七分
溫服食前日三服
專治婦人半產之病先因經斷後發崩漏若血止總宜此方可服加
黃芩一錢用

△金鑑第四卷秘方化滯丸
巴豆　三棱　莪朮　青皮　陳皮　黃連　半夏　木香　丁香
治一切寒熱氣滯積痛攻下妙藥

△金鑑第二卷資生丸　一名助脾調中養胃飢能使飽飽能使飢
治婦人妊娠三月脾虛嘔吐或胎滑不固甚效
人參三兩　茯苓二兩　白朮三兩　山藥二兩　薏苡仁兩半　蓮肉二兩
芡實兩半　甘草一兩　陳皮二兩　麥芽二兩　神曲二兩　白豆蔻八錢
桔梗一兩　川黃連四錢　藿香一兩　砂仁兩半　白扁豆兩半　山查兩半

右十八味為細末煉蜜丸梧子大每服六七十丸米飲下

四

金鑑黃芪湯 治脾虛 一 治胃虛傷脾發腫痞悶腹脹惡寒汗
痛而不寐或心悸怔忡嗜臥少食及婦女月經不調勞怯
人參 熟地黃 黃芪 甘草 白朮 茯苓 當歸 酸棗仁
遠志 右每一兩 水煎服

加料金鑑黃芪湯 治毒 一 治楊梅瘡毒積年傷經筋骨疼痛
以致誤服水銀升煉燥烈藥以致使偉而毒氣不盡遂至
引毒入髓積久其毒倒發偏身破爛鼻塌咽穿喉啞
手足拘攣而真筋骨痛楚毒氣毒盛者
生黃芪 五兩 穿山甲 炙 當歸尾 各五錢 白殭蠶 五錢 蜈蚣 一條 炙黃
共研細末每服二錢溫酒調下日二服

五

金鑑加料黃芪湯 二參胃愛丸 一 此丸專治潰瘍脾胃虛弱飲食不進者宜服
當歸脾氣開胃口而飲食自進矣

醫門索源 百一十

醫門……

人參一兩 山藥一兩肥大上白者切片用乳拌令透曬乾微焙 建蓮肉三兩去心 白薏苡三兩 芡實三兩蜜拌
曬乾微焙薏片 陳皮六錢用老黃米先炒黃去米 白朮一兩陳白香米泔浸去黑
連殼切片 下色方入同炒微焦勿焦 水洗片曬乾同麥芽拌炒
甘草三錢炙 上白茯苓二兩 砂仁一錢厚研片 用砂仁二錢
同茯苓合碗內飯上蒸熟 右九味共為細末用老
米三合微炒焦為粉 隨荷葉煎湯打糊丸 梧桐子大每服八十
丸 清米湯送下 不拘時服

醫門集錦不分卷

不著撰者
清同治三年（一八六四）程文波抄本

醫門集錦不分卷

本書爲中醫臨證綜合類醫書。不著撰者。本書由作者搜采諸家而成，用以供子侄輩查覽。全書共記録了包含中風、肝風、眩暈、頭風、風、寒、風温、濕熱、暑、燥、耳、目、鼻、牙、咽喉、瘡瘍、調經、淋帶、崩漏、癥瘕、熱入血室等八十三個類目的辨證論治。每病先概説其病因病機、脉證、治則治法，後列本病常用藥物。作者强調『藥不執方，合宜而用』，故全書略於病證之方，僅在本病概説後列有專病用藥，這是其特色之一。

醫門集錦

序

夫自内經而下古今醫案方名散見羣書浩如烟海自非鴻才恃識固難探覽無遺且近來庸醫志專圖利不讀經典而不能涉其津涯何暇廣

搜博採坐靡歲月然一物不知醫者之恥余業醫廿載苦心擇選醫門類句必扼要提原令人腸胃俱化名曰集錦藥不執方合宜而用以便子姪輩竊取之意不足為外人道也

醫門集錦總目

痿　痺　痙厥　驚　癲癇
衄　疝　頭痛　心痛　胃脘痛
脇痛　腹痛　肩臂背痛　腰腿足痛
諸痛　耳　目　鼻　牙
咽喉　瘡瘍　調經　淋帶　崩漏
胎前　產後　癥瘕　熱入血室

醫門集錦

[redacted]摘

中風

經云風淫于内治以甘寒夫痰壅無形之火火灼有形之痰甘寒生津痰火風兼治矣　丹溪云麻為氣虚木是濕痰敗血方書每稱左屬血虚右屬氣虚未必盡然　陽明脉絡已空厥陰陽氣易逆風勝為腫熱久為燥用清和法陽氣有升無降内風無時不動用温補法神傷思慮則肉脫意傷憂愁則肢廢皆痿象也　腎陰弱收納無權肝陽熾虚風蒙竅　熱則真氣泄越虚則内風再旋

風中廉泉舌腫喉痺麻木厥昏内風亦令阻竅上則語言難出下則便不通調用至寶丹

鮮生地 羚羊角 元参 桑葉 鮮菊葉 胆、星
犀角 丹皮 蒺藜 菖蒲 金石斛 鈎勾
地栗粉 北沙参 乾百合 連翹 鬱金打汁 女貞子
知母 黄柏 燕窩 甘蔗汁 淡竹瀝 泼母姜汁
苡仁 芦根汁 香附汁 橘紅 梨汁 柿霜
至寶丹 杭菊 首烏 牛膝 三角胡麻 穭豆衣
牡蠣 熟地 五味子 茯苓 遠志 蓯蓉
柏子仁 天冬 麦冬 人参 龟版 製附子
鷄子黄 棗仁 虎、骨 寄生 白芍 巴戟
桂枝 製南星 半夏 桑枝 天麻 川連
旱蓮 杞子 萸肉 陳皮
川芎 黄芪 阿膠

肝風

操持煩勞五志陽氣挾內風上擾清空　因縈思擾動五志之陽陽化內風變幻不已　春令地氣主升肝陽隨以上擾　經云風勝則動濕勝則腫　是陰不上承陽挾內風得以上侮清空之竅　陰虛液耗陽升風動　此肝陽上觸清竅失司　肝陰不足陽震不息一時不能遽已　夫肝風內擾陽明最當其衝犯　諸風掉眩皆屬於肝　養肝之陰泄肝之熱　蓋壯水木得滋榮陰充則風陽自熄

肝風

犀角　洋生地　元參　羚角片　竹葉

連翹　桑葉　萆薢　蒺藜　夏枯艸

丹參　石決明　硃砂　天麻　石斛去

鉤勾　菖蒲　胆星　竹瀝　姜汁

鬱金　金銀花　知母　麦冬　地骨皮

桑皮白　花粉　桑枝　大生熟地　萸肉

阿膠　牡蠣　甘艸　龜板　五味子

磁石　茯苓　豆衣　女貞子　旱蓮

歸身　杞子　甘菊　桂圓肉　遠志

蓯蓉　沙苑　首烏　三角胡麻　柏子仁

天冬　白芍　青鹽　淡菜　稻根鬚

小麦　川貝　龍骨　人參　木瓜

眩暈

婺甲　炎莊　參仁　南參

眩暈

痰多脘中不爽煩則火升眩暈靜坐神識稍安　經云諸風掉眩皆屬于肝　治痰須健中熄風可緩暈　暈厥煩勞即發此水虧不能涵木厥陽化風鼓動煩勞陽升病斯發矣　煩勞則陽氣大動變化內風直冒清空遂爲眩暈　診脈芤弱痰多頭眩暈心神過勞陽升風動　操持驚恐相火肝風上竄目跳引運陰弱并遺

羚羊角　連翘　淡豆豉　廣皮紅白　製半夏曲

黑山梔　天麻　蒺藜　鈎勾　杞子

茯苓　菊花　天花粉　桂枝　甘草

桂木　苡仁　大生地　白术　萸肉

天冬　麥冬　阿膠　白芍　桑椹子葉

巨勝子　芝麻　豆衣　首烏　淮牛膝

青果汁　元參　柏子仁　龜版　牡蠣

紫石英　五味子　遠志　鮮生地　磁石

菖蒲　淡菜　建蓮　竹瀝　姜汁

頭風

其邪混處精華氣血咸為蒙閉　肝陽化風愈動擾乃失明之變

頭風

西瓜翠衣　蘆根　茯苓　生地　柏子仁

苦丁茶　丹皮　桑葉　杞子　蔓荆子

沙苑子　杭菊　蒺藜　川芎　歸身

半夏　白芍　鉤勾

虛勞

虛勞

經云形不足者温之以氣精不足者補之以味　陽外泄為汗陰下注則遺　常與壯水制火犹慮妄幻損怯　尚能静養百日而以充旺　緣腎陰為遺泄爍龍雷不肖潛伏　務宜安静純陰保養尤為要旨　陰精下損虛火上炎　宜遠房帷獨居静室醫治之法從陽引陰從陰引陽交泰大固以蟄藏為要百日而效經年而以復元　余以柔剂陽藥通奇脈不滯且血肉有情栽培身內之精血　陽虛背寒肢冷陰虛火升煩驚　宗內經凡元氣有傷当予甘藥之例　少年久坐誦讀五志之陽多升　最易耗氣損營　東垣云胃為衛之本營乃脾之源係熱偏寒犹能可治　若不山林静養日藥不能却病　久虛不復謂之損損之極不復謂之勞　誦讀身静心動最易耗氣損傷

質係金虛火旺今遇交戚皓烈相火內熾是也外復交相爍
液。必致益熱枯涸議用滋藏神术法上解三陽下益太陰术梨麥冬甘草防風
肝腎精血交傷陽氣不肯潛伏陽升則面赤火陽墜則精關
不固　靜處山莊勿預外務。必以好音　倘若衝犯意境擾擾
與身病無益　陽本在外為陰之衛陰本在內為陽之守　根
于內者名曰神機根于外者名曰氣立　出入廢則神機化滅
升降息則氣立孤危　出入謂喘息也　升降謂化氣也　營
者出為之精氣和調于五藏洒陳于六府　衛者水穀之悍氣
其氣慓疾滑利。故循皮膚分肉之間　但下焦之病都屬精血
受傷。　腎虛不能上交。心虛不能下濟　峻補既不受助樞化
又慮血竭煩勞辣手然非有圖維樞機開合不以氣血並補
以冀其由思合　是陰致于內陽越于外也　經云亢則害承

虛勞

陋制者論即陰陽動靜之謂也 蓋陰虧陽越之作靜則自安
坐育陰潛陽之法外似無他法 然陰之平須陽之秘 陰虧
久則陽亦激而護陽則陰無以濟即育陰而陽不能和。脉虛數
形怯。能易治也。建中法 日久不復。則中氣砥柱。脉不甚旺
氣血俱耗。豈曰小補之哉。 未免不足之中。尚兼有餘也。 者
久病元衰。陽不根于陰之 不克固守也。扶過甚有爲致理。
最慮內風鼓動。陰愈虧而氣愈耗也。做古人久病入營以及脉
不飾化則法治 大虛中有餘其在深營 心陽易越心陰不
足。陰虧于下。陽越于上 圖復能易必須清心寡慾無慮無
為。乃得藥餌效靈 脉來弦大而空右寸更難捉摸脉氣已有
告極之狀 心陰不足心火有餘 心腎陰虧相火易動 小
虧肝逆。虛氣上升 虛中有火火易炎上虛宜補火宜泄 面

寺汗出而津〻心疑驚恐而惕〻　骨小肉脆原非松柏之姿
　骨小肉脆亦能熬煉之質　内經云骨小肉脆之人其質亦
弱。先天既弱而水虧。壯火復熾而金燥。必致陰不主守陽
不外衛。陽極升而不外。陰勢沉而不附。今元氣一日不復
則病机一日不退。真氣已竭病何能愈。已愈之元考其仙乎
　陰泄于下陽浮于上。其不足之中還兼有餘。當去佛補化
难施之秋。不滿不宗仲景邪少虛多之治。
心陰虛則易汗。肺陰虛則多嗽。肝陰虛則火升。腎陰虛則發熱。
脾陰虛則飧瀉。凡一真陰乎怯症之漸也。

牛骨髓　羊骨髓　猪骨髓　狗脊筋　茯神
杞子　当归　湘蓮烊　芡實　秋石
川斛　生地　山药　天冬　麦冬
人参　阿膠　鸡子黄　甘艸　南枣
麻仁　五味子　牛膝　知母　女貞子
旱蓮　糯稻根　豆衣　河車　柏子仁
桂圆肉　遠志　金櫻子　鱉甲　銀柴胡
青蒿　茯苓　丹皮　白术　厚朴
首乌　人乳　血餘灰　白芍　桂枝
牡蛎　龍骨　萸肉　胡桃肉　龟版膠
淡菜　海参　青盐　菊花　小麦
川柏　金箔　鹿茸骨膠　沙苑　蓯蓉

虛勞

礞石　生羊腰子　補骨脂　石英　扁豆

桑椹子　兔絲子　韭子　坎炁　元參

北參　蝦糖

咳嗽

咳嗽

濕必化熱熏蒸爲嗽　若燥氣上升肺氣不宣使然　東垣在下。情懷悒鬱則五志之陽上熏爲咳　當培肝腎之陰以治本清養肺胃氣熱以理標。剛熱之補畢其劫陰非法也。　竹虛陽上冒。肝腎根蒂不牢　若咳嗽乃下焦陰不上承。非肺病也。

久咳損及中州。脾失輸化。食減神倦。肺無所資。　冬月客邪致咳。都是本体先虛。表深入夜。乃地氣泄。身中無藏。日加甚。須理固當然。　秋令天氣下降。上焦先受燥化。其咳症最多。屢進肺藥無功。　孔藥難投。胃口先傷。已經減食便溏。何暇掀掀治嗽。急急與劇身体。久病宜調寢食。　豈是嗽藥可醫。內經云勞者溫之之訓。東垣云。甘溫益氣之旨。堪爲定法。　咳爲氣逆。嗽爲有痰。　自上清氣熱以補下。雖爲暫服之方。原非峻烈之劑

思手經之病原其遷入足經之理。但人身氣机合乎天地自然，肺氣從右而降，肝氣由左而升。肺病主降日遲，肝橫主升日速，喉嗆未已，乃肝胆木反刑金之徵兆。不獨口鼻僅受阻氣之理。清中疏導，乃過病所，伐其無病之地矣。風木上沸為咳喘，中滿則脘悶。久熱傷陰，久咳傷脈，脈虛金不生水，水虧木失所涵。偏清熱治肺，然大便益泄；溫補治脾，雖難咳嗽益劇，而喉痛必增。清之未可，溫之又難瘥。病屬棘手，再思其理，勉擬于左。

久嗽不已，以漸及三焦。久嗽不已則三焦受之。久嗽不已，三焦俱病何疑。久嗽肺陰大傷，致失宣化之權，濁痰是聚。加以濕熱薰蒸痰氣，或紅或殘，時或下之激之，激起不敢激，亂肺臟為咳。土不生金為嗽。土被木賊為泄。

咳嗽

桂枝 杏仁 苡仁 甘草 生姜汁

大棗 蘇梗 桂枝 桑皮 川貝

象貝 麻黄 射干 石膏 橘紅

桑葉 沙參 通草 薄荷 前胡

枳殼 辛夷 牛蒡 姜皮 連翹

骨皮 黄芩 木通 玉竹 糯米

梨皮 花粉 蘇子 山梔 蘆根

滑石 蔗汁 麥冬 白芍 扁豆

茯苓 兜鈴 枇杷汁 鬱金 豆豉

青蒿 知母 石斛 銀花 鷄子黄白

竹葉蒸 烏梅 絲瓜葉 西瓜翠 紫菀

菔子 白芥子 半夏 冬瓜子 荷葉

元參　阿膠　牛乳　胡麻　黄芪
粳米　人參　苦丁茶　熟地　鹿角霜
當歸　牛膝　石英　青鹽　生羊肉膠
百合　蓮肉　山藥　炙草　五味子
金櫻子膠　湘蓮　青鉛　坎炁　杞子
巴戟　訶子皮　冬朮　燕窩　海參
穀芽　乾薑　鈎勾　赤石脂　西琥珀
木瓜　牡蠣　浮萍　川貝母　金釵斛
柏子仁　桃仁

吐血

以毒藥燻瘡火氣逼射肺金遂令咳嗆痰血　此非精血損怯由乎五志過動相火内寄肝胆操持鬱勃皆令動灼　夏至一陰来復預宜静養迎其生氣秋分後再議　勿見咳治咳庶幾帶病延年　古語謂瘦人之病慮虚其陰　知識太早眞陰未充龍火易動陰精自泄痰吐帶血津然須戒酒液被爍但酒色無病宜節有病宜絶不致勞怯之憂　少壯情志未堅陰火易動遺精淋瀝有諸腎水既失其固春木地氣上升遂痰中帶血

然須戒酒淡慾怡情静養水足火不妄動絡血自必寧静矣

血冒不已孤陽上升從肝腎引陽下納泄法　述冬季吸血痰血交夏不病蓋夏月藏陰冬月藏陽陽不潜伏升則血溢降則遺精　皆腎精肝血不主内守陽翔為血溢陽墜為陰遺

吐血

經云精不足者補之以味。藥味宜取質靜填補，重着歸下。莫見血仍投涼。因嗽以理肺。若此治法，元海得以立基，衝陽不來犯上。　陰根愈薄，陽越失守。初夏發泄，血溢吸短。心腹皆熱，豈止濇之藥可療。益氣攝陰，乃據理治法。　乃陰液無以上承，厥陽燔燎不已。病深難于奏功。　夫陽虛生外寒，陰虛生內熱。陽屬腑氣，主乎外衛。陰屬臟真，主乎內營。由絡血大去，新血未充，穀味精華不得四布，知味容納而健運未能自然。　下焦陰精損傷，中焦胃陽不振。　大意下焦陰陽宜潛宜固，中焦營衛宜守宜行。用藥大旨如此。　正如經旨陰精不足，上奉陽氣獨自升降。奈何見血投涼，治嗽理肺，病加反覆。　因積勞久嗽見血，是在內損傷。先聖曰勞者溫之，損者益之。溫非熱藥，乃溫養之稱。甘補藥者，氣溫煦，味甘甜也。今醫見血投涼，見嗽治肺，最多。予

吐血

見此治法胃口立即敗壞者不少　血大去則絡脉皆空其傷損已非一腑一臟之間矣秋分寒露天氣令降身中氣反升越明明裏不肯收拜虛象何擬　大旨以上焦宜降宜通下焦宜封宜固　陰臟失守陽乃騰越咳甚血來皆屬動象靜藥頗合經云陽絡傷則外溢　久咳奄衰前劑雖于輒效骨蒸勢熱宜以露藥斂之　營陰虛而血溢衛陽微而腹痛　陰虛火炎血亦隨之而溢　精走于下血溢于上　肺虧肝逆血隨氣上經云治風先治血血行風自滅　謬仲淳云治血先降氣氣降則血自平所謂血隨氣行也

桑葉 茅根 杏仁 象貝 玉竹 沙參 薄荷
連翹 石膏 甘草 扁豆 茯苓 鬱金 生地炒
黑梔 骨皮 花粉 丹參 竹葉 牛蒡 荷葉汁
苦丁茶 石斛 滑石 桂枝 橘紅 苡仁 首烏
黃芩 參三七 茜草 銀花 元參 赤芍 青蔗皮
梨汁 甘蔗汁 芦根 通草 桃仁 紫菀 菉豆皮
姜皮 降香汁 豆豉 菊花葉 冬瓜子 丹皮 馬兜鈴
澤瀉 澤蘭 金斛 蘇子 鉤藤 麥冬 枇杷葉
知母 百部 阿膠 人參 琥珀 天冬 穭豆衣
旱蓮 山藥 熟地 五味 大淡菜 牛膝炭 稻根鬚
藕節 秋石 建蓮炒 芡實 乾棗 牡蠣 女貞子
杞子 歸身 青鹽 砂仁 桂員 童便 雞子黃

吐血

龜膠 萸肉 遠志 黄柏 金櫻子膠 海參膠 河車膠
金箔 線魚膠 龍骨 紫石英 附子 肉桂 人乳
小麥 蓯蓉 沙苑 坎炁 胡桃肉 巴戟
羊肉 黄芪 黄精 訶子肉 白芨 柏子仁
廣皮 厚朴 棗仁 白术 飴糖 穀芽
煨薑 桂枝 烏鰂骨 絲子 龍齒 犀角
木瓜 人中白 柿餅灰 側柏葉 枳實 建曲
竹茹 山查 延胡 鱉甲 製大黄 茺蔚子
韭白汁 荆芥炭 旋覆花 新絳 白蒺藜 代赭石
烏梅

失音

失音

秋凉燥氣咳嗽初病皮毛凜凜冬月失音至夏未愈而納食頗安想屢經暴冷暴煖之傷未必二氣之餒倣金寔無聲議治。

勞損氣喘失音。金屬下元無力真氣不得上注。紛紛精熱治肺。致食減便溏改投熱藥。又是刼液。宜乎喉痛神疲矣。用補足三陰方法。

久咳失音喉痺　古人謂金空則鳴金寔則無聲金破碎亦無聲此三言足以該之矣有邪者是肺家寔也無邪者是久咳損肺破碎無聲也。

火來淫金為失音清肅不佈則咽燥。

肺因痰滯音啞擬金寔不鳴之例

射干　麻黄　杏仁汁　甘艸　石膏　苡仁
萊菔汁　竹瀝　鷄子白　桑葉　丹皮　麥冬
芦根汁　扁豆衣　枇杷葉　兜鈴　骨皮　桑皮
桔梗　粳米　白芍　川斛　山藥　米糖
大棗　生地炙　五味　芡寔　建蓮　阿膠
鷄子黄　北沙参　茯苓神

肺痿

肺痿一症。概屬津枯液燥。多由汗下傷正所致。益肺氣之虛潤肺金之燥。宗仲景甘藥理胃乃虛則補母之義。皆漏損脂液。陰失內守。陽失外衛。肺痿之痾。諒難全好。

北沙參　麦冬　飴糖　南棗　人參　製半夏
甘艸　粳米　黄芪　苡仁　歸身　白芨
百合　芦根　桃仁　絲瓜子

遺精

腎臟精氣已虧相火易動無制　古人必以厚味填之介類潛之○　陰火上升下則遺泄　想陰分固虛而濕熱留着　乃是陰氣走泄而濕熱二氣乘虛下陷　無夢頻頻遺精乃精竅已滑○古人謂有夢治心無夢治腎　神傷于上○精敗于下○心腎不交○久傷精氣不復謂之損○　內經有上損從陽下損從陰之議奈寢食不如○後天生氣不醒○臘後填補○于理難進○即參朮甘溫益氣○又恐益其枯燥　脉中仍欲遺精此中焦之陽宜動則運○下焦之陰固則能守乃一定成法○　有夢遺精是心腎病清心固腎是為成法○　冲年遺精知識太早○難成易虧○真陰不得充長○及壯盛未有生育○而久遺滑漏○褚氏謂難狀之疾者是病傷可復精損難復也○　成婚太早精血未滿○久泄必開鍵不摂○

初則精腐變濁久則元精滑溢精濁之病巢氏分晰彰著經言腎虛氣喘為脹鹹為腎味上溢口舌皆下失攝納之權　法當味厚填精質重鎮神佐酸以收之甘以緩之　少年頻頻遺精不寐心嘈乃腎中有火精得熱而妄行日後恐有腎消之累遺由精竅淋由溺竅異出同門最宜分別　經云謀慮在肝決斷在胆操持思慮五志陽氣有升無降肝脉循環遠于陰器氣逆拂亂不司疎泄之權但治淋治痴不越子和辛香流氣即從丹溪分消泄熱　一由真陽不足一由心火不降　無夢而泄腎病也

遺精

生地 桑螵蛸 覆盆子 五味子 湖蓮 芡實
茯神 山藥 麥冬 線魚膠 川斛青 沙苑
遠志 金櫻膏 丹皮 澤瀉 秋石 鱉甲
淡菜 青鹽 柏子仁 女貞 旱蓮 牡蠣
龍骨 萸肉 龜版 炙草 穭豆衣 川柏
萆薢 川連 桂枝 苡仁 膽草 胡連
知母 人參 鎖陽 人乳 白朮 神曲
麥芽 棗仁 金箔 牛骨髓 羊骨髓 豬脊髓
鹿角膠 砂仁 黃芪 桂圓 益智 絲子
床子 韭子 骨脂 當歸 木香 河車膠
魚鰾膠 杞子 牛膝炭 丹參

淋濁

濕熱下注。溺痛淋濁。先用分利法　膏淋濁贜濕熱居多。久瘡不愈。已有濕熱。知識太早。陰未生成早泄。致陽光易升易降。為濁為遺。欲固其陰。先和其陽。倣丹溪大補陰丸合水陸二仙丹。　乃陰虛于下。氣阻于上。　遺由精竅淋在溺竅。異出同門最宜分別。　心熱下遺于小腸。則為淋濁。用藥以苦先入心而小腸火腑。非苦不通也。　淋屬肝胆。濁屬心腎。心火下陷。陰失上承。故溺濁不禁。　血淋管痛。腑熱為多。　先議通瘀腐一法考古方通淋通瘀。用虎杖湯。今世無識此藥。每以杜牛膝代之用鮮杜牛膝根打爛絞汁大半茶盃調入麝香一分隔湯燉溫空心服只可服三四次淋通即止　竟有血塊窒塞尿管大痛。不能溺出。想房勞強忍。敗精離位。變成污濁瘀腐。且少腹堅滿。大便秘澀。臟氣無權。腑氣不用。考瀕湖發明篇中有外

淋濁

錫柳橋之病與此適符合傚其義參入朱南陽法　陰蒸△精上蒸者。壽陽火下陷者危。　敗精宿于精關。宿腐因溺強出新者由痰在裏經年累月精與血並皆枯槁勢必竭絕成勞不治

經云中氣不足。溲便為之變。　頭暈目眩者。上氣之不足也。溲便時疼者。中氣之不足也。　手足少陰陰虧火鬱。注溲頻而痛傚古人焦苦入心因心與小腸表裏故閉也。

淋濁

萆薢 淡竹葉 瞿麦 赤苓 木通 萹蓄

茵陈 海金沙 澤瀉 通草 蚕沙 丹皮

川柏 阿膠 生地 牡蛎 山栀 首烏

蓯蓉 天冬 杞子 柏子仁 茯神 菊花

青鹽 紅棗 青皮 防己 甘草梢 車前

牛膝 烏藥 益智 遠志 琥珀 人參

川連 丹參 桔梗 石菖蒲 紫菀 杏仁

枇杷葉 降香 瓜蔞皮 鬱金 蘆薈 李仁

紅花 当帰 製川大黄 胆草 秋石 龟版

知母 五味 豬脊髓 覆盆子 鹿角膠 芡實

金櫻膠 胡蘆 骨脂 杜仲 大茴 巴戟

韭白汁 白牽牛 桂枝 桃仁 人中白 川楝子

益母草　西豆蔻　甲片　鱉甲　絲子　鹿茸

陽痿

此乃焦勞思慮鬱傷當從少陽以條暢氣血　心腎不交　勞心過度　三句以內而陽事不舉此先天禀弱心氣不注下交于腎非如老年陽衰例進温熱之比填充髓海交合心腎宜之

述未育子向衰莖縮凡男子下焦先虧客館办事曲運神思心陽久吸腎陰用班龍聚精茸珠合方

陽痿

柴胡 薄荷 丹皮 鬱金 山栀 廣皮

神曲 茯苓 生姜 熟地 羊腎 杞子

骨脂 菖節 遠志 胡桃 青鹽 鹿角膠

汗

經云陽之汗以天地之雨名之　又云陽加于陰謂之汗由是推之　是陽熱加于陰津散于外而謂汗也　夫汗本乎陰乃人身之津液所化也　經云汗者心之液　又云腎主五液故凡汗症　自汗者濈〻然自出由陰蒸于陽分也　盜汗者即内經所云寝汗也睡熟則出醒則漸收由陽蒸于陰分也　使必欲得汗而解不幾〻乎下着慢乎

汗

黄芪　附子　於术　炙草　煨姜　南枣

人参　防风　桑皮　茯苓　牡蛎　小麦

当归　桂枝　白芍　龙骨　枣仁　五味子

熟地　麦冬　萸肉　川藭　女贞子

脫

脫

陽飛欲脫無藥力挽　子丑為陰陽交界之特更逢霜降正不相續後現脫象　此皆二氣不相接續兼脫之徵最速　陰陽不相交合為欲脫之象　陰液枯槁陽氣独升　脉如雀啄色枯氣促身重如山不思納穀乃氣血大虛慮其暴脫　經云陰在內陽之守也陽在外陰之使也其陰陽樞紐之徵　陽脫于上陰脫于下即人死魂升魄降之謂也

人參　附子　童便　五味　麥冬　茯神

建蓮　丹沙　遠志　菖蒲根　青鹽　蓯蓉

萸肉　杞子　川斛　天冬　牛膝　阿膠

小麥　龍骨　牡蠣　糯米　秋石　烊化

玉竹　甘草　南棗　棗仁　白芍　桂枝

脾胃

陽土喜柔偏惡剛燥　此胃陰有傷邪熱內熾古稱邪火不殺穀是也　胃陽受傷腑病以通為補　食穀不化胃無火也夫九竅失和都屬胃病上脘部位為氣分清陽失司故仲景微通陽氣為法　脾陽式微不能運布氣机非溫通焉能宣達蓋胃屬戊土脾屬己土戊陽己陰陰陽之性有別也　臟宜藏腑宜通臟腑之体用各殊也　若脾陽不足胃有寒濕一臟一腑皆宜于溫燥升降者自當恪遵東垣之法　若脾陽不虧胃有燥火則當遵葉氏養胃陰之法　論云納食主胃運化主脾脾宜升則健胃宜降則和　太陰濕土得陽始運陽明陽土得陰自安以脾喜剛燥胃喜柔潤也　脾宜升胃宜降既思升之必先降之既欲降之又必先開其閡腎為胃關開竅于二陰

脾胃為後天之本幾乎昔僊　脾胃
穀之不利所以云胃病也
困頓後天生發之氣豈可不為要事
麥冬　扁豆　玉竹　甘艸　桑葉　大沙參　火麻仁
白芍　甘蔗汁　大麥仁　陳皮炒　烏梅　大南棗　新會皮白
穀芽　豆豉　石斛川金　茯苓　杏仁　枇杷葉　鮮省頭艸
川貝母　梨汁　粳米　北沙參　人參　益智仁　荷葉炒
白朮　厚朴　砂仁　枳實皮　蒺藜　地栗　瓜蔞汁
薤白　姜汁　桂枝　菖蒲　附子　乾姜　丁香
川連　良姜　豆蔻　香附　烏藥　蓽撥　艸果仁
羌活　防風　木瓜　甘松　於朮　澄茄　吳萸
苦參　神麯　麥芽　粉葛　澤瀉　查炭　升麻
柴胡

木乘土

木乘土

蓋肝為起病之源胃為傳病之所 此情志不遂肝木之氣逆行犯胃嘔吐腸脹開懷談笑可解凝滯血藥乃病之對頭也曲運神机心多擾動必形之夢寐診脉時手指微震食納痰多蓋君相動主消爍安穀不充形骸首宜理陽明以制厥陰勿多岐也 前議肝病入胃上下格拒考內經諸痛皆主寒客但經年累月久痛寒必化熱故亦〔六〕氣多化火河間特補病机一十九條亦然思初病在氣久必入血以經脉主氣絡脉主血也臟腑經絡氣血須分晰辨明投劑自可入彀 仲景謂制木必先安土恐防久尅難復議用安胃一法 內經所謂酸苦泄熱也春季風木主氣肝病既久脾胃必虛風木郁于土宮營衛二氣未能流暢于經脉為營養護衛此偏寒偏熱所由來矣 有年冬〻

藏不固春木萌動人身内應乎肝水弱木失滋榮陽氣變為内風。乘胃為嘔。攻脇為痛。仲景以消渴心熱屬厥陰内經以吐涎沫為肝病。肝居左而病熾偏右。木犯土位之徵。經旨謂肝為剛臟。非柔不和。閲醫藥沉桂萸連雜以破泄氣分。皆辛辣苦燥。有剛以治剛之弊。倘忽厥逆瘛瘲奈何。議鎮陽泄風法　蓋肝木肆横。胃土必傷　醫治既僻。津血必枯　泄厥陰以舒其用。和陽明以利其腑。藥取苦味之降。辛氣宣通矣　木火無制。都係胃汁之枯　昔人有治肝不應。當取陽明　季脇之傍是虛里穴。今跳躍如梭。乃陽明絡空也　肝用宜泄。胃腑宜通。為定例矣。　肝用有餘。脾尚不足　脾陰不足。肝用有餘。土之受侮不淺。氣之不調尤甚。　肝横無制。既久中央必砥柱。　肝胃不和逢寒則胃濁上逆。遇溫則肝風内擾　土木為仇。既久胃不知

木乘土

咏脾之樞機　木有餘而金不能制姑以食氣承之佈化似有轉而侮土之象　乃木之有餘脾之不足也　木病久則脾土衰衰則不能化濁姑做治肝不應獨取陽明之義　脾陽既弱肝橫無處　肝陰不足肝用之有餘也　木氣太過金令不及疏肝之鬱理脾之濕　金匱有條肝無補法以通為補　且逆上者肝邪也水不生之耳不納者胃病也肺氣不降耳　治肝不應治脾亦良法也　古云肝為剛臟濟之以柔　上升之氣自肝而出　胃土不振已久木橫無制顯然　拙擬木鬱者達之火鬱者發之　暴怒動肝肝橫則氣滯不暢　曰肺主一身之氣化又能制木者也

半夏曲　茯苓　姜汁　杏仁　瓜蔞皮　川楝子
延胡　白芍　青皮　桑葉　丹皮　石斛

金斛　川貝　淡豆豉　麥冬　柏子仁　橘葉　吳萸

桂枝　良姜　地骨皮　香附　小茴　南棗　沙參

干姜　烏藥　蘇子梗　查炭　牡蠣　化紅　澤瀉

人參　枳實　菖蒲　白芍　川楝　烏梅　紅豆蔻

木瓜　益智　於术白　柴胡　廣皮白　大麥仁　桔梗

竹茹　山梔　降香　鬱金　粳米　棗仁　枇杷葉

茯苓　知母　川連　歸尾　谷芽　象貝　黃芩

阿膠　丹參　小麥　麻仁　神曲　細生地　洋生地

附子　艾　大茴　紫石英　杜仲　茺蔚子　鉤藤

厚朴　杞子　苡仁米　沙苑　石蓮　佛手花

腫脹

腫脹

俗語云膏粱無厭發癰疽淡泊不堪生腫脹　内經病機諸濕腫滿皆屬于脾　閲古人調劑必是通法蓋通陽則濁陰不聚守補恐中焦易鈍　行動氣墜于下卧着氣擁于上此跗腫晝甚頭脹夜甚總是中年陽微最有腹大喘急之事　用濟生九十脹

平昔肝木易動厥陰不主疏泄少腹形脹無非滯氣之壅久則凝瘀日踞　非旦晚圖功之象議河間分消法　始因脘痛貫脇繼則腹大高凸納食減少二便艱澀不爽此乃有年操持縈慮太甚肝木拂鬱脾土自困清濁混淆脹勢乃成蓋臟真日漓腑陽不運考古治脹名家必以通陽為務　氣陷則跗腫氣呆則脘悶　想太陽膀胱不開陽明不司闔　平昔濕痰阻氣為喘茲因過食停滯陰臟之陽不運陽腑之氣不通二便不

爽蹦腫腹滿　以致中下不通喘脹要旨開鬼門以取汗潔淨腑以利水無非宣通表裡務在治病源頭據脉症參祥急急開上為法合金匱風水反登義矣用麻杏石膏湯　視其舌絳口渴腑病背脹臟病腹滿更兼倚到左右腫脹隨着處為甚且濕熱布散三焦明眼難矣决勝矣經云從上之下者治其上又云從上之下而甚于下者必先治其上而後治其下此症逆乱紛更全無頭緒皆不辨有形無形之悞姑以清肅上焦為先　傚齋之才輕可去實之義　氣逆填脹汩汩有聲　陰濁盤踞中土清陽蒙閉腹滿填脹氣逆腹痛皆陽氣不得宣通濁陰不得下走擬白通法　腫本乎水脹由乎氣　經曰腹滿不減者為裏實當下之腹滿時減為裏虛當溫之　經曰清陽出上竅濁陰出下竅　胃之中流砥柱勢必風陽再逆　丹溪製[illegible]方之義

以相火内寄于肝胆上升之氣皆從肝出氣有餘便是火也
丹溪曰養金制木脾無賊邪之害滋水制火肺得清化之權
議以專通三焦之陽氣驅其錮蔽之濁陰 葱姜附子豬膽汁
腫從下起風水相搏 陰虧氣滯于下則腹脹厥陽擜旋于上
則耳鳴 經云腫屬乎脾脹屬乎肝

腫脹

吳萸 半夏 蓽撥 乾姜 姜汁 廣皮白
厚朴 杏仁 人參 茯苓 南棗 白朮
木瓜 附子 桂枝 白芍 茅朮於白 草果
豬苓 炮姜 椒目 益智 良姜 大腹皮
青皮子 澤瀉 金斛 草蔻 肉桂 歸身尾
煨姜 穀芽 砂仁殼 雞肫皮 麥芽 山查
陳香櫞 檳榔汁 枳實 絲子 胡蘆巴 生地炭

車前 苡仁 防已 細辛 橘紅 竹茹瀝 川連

山楂子 劉寄 旋覆 鬱金 蔻子 三角胡麻 海金沙

木通 桔梗 瓜蔞 針砂 丹皮 黑梔 薄荷梗

通草 紫菀 柴胡 黃芩 桑葉 金銀花 穭豆衣

香附汁 神麯 降香末 梔仁 延胡 猪膽汁 郁李仁

小茴 紅花 橘核 青木香 製大黃 薑黃 蓬下蘇山抒 紫艸

鐵鏽汁 薤白 密蒙 五味 牡蠣 葶藶 枇杷葉

麻黃 石膏 滑石 豆豉 前胡 牛蒡 川烏

獨活 地龍 乳香 沒藥 蠶沙 蘇梗 油松節

薏仁 沉香 川柏皮 丁香皮 赤苓皮 雞內金

積聚

積聚 附癥瘕

难經曰積者陰氣也五臟所生也聚者陽氣也六腑所成也 初為氣結在經久則血傷入絡 不動者為癥動者為瘕 初病脹痛無形久則形堅如梗 氣滯釀濕鬱而成熱六腑滯濁為之聚 昔潔古東垣輩于腸胃宿垢每取丸劑緩攻 純是脾胃受傷積聚內起 皆木火餘威乃癥瘕之屬

丁香 厚朴 茯苓 白芍、 廣皮 橘紅核
益智 人參 吳萸 半夏 於术 姜汁渣皮
鷄肫皮 川連 芦荟 木瓜 青皮 萊菔子
山查 黃芩 枳實 白术 蒼术 白芥子
蛤粉 姜皮 黑梔皮 鬱金 歸尾 延胡
肉桂 薤白 蜣螂虫 䗪虫 桃仁 川芎
香附 牡蠣 夏枯草 益母草 澤瀉 茺蔚子
通草

痞

痞

古稱痞悶都屬氣分之鬱也　邪熱津液互膠成痰氣不展舒阻痹脘中　病自退避三舍耳　熱氣痞結非因食滯胃汁消爍舌乾便難苦辛開氣酸苦泄熱是治法矣　乃經脉為病無關臟腑　春節在邇恐防衰脱　食進頗逸而胸中未覺清曠宜辛潤以理氣分勿以燥藥傷陰　焉能用滋陰凝滯之藥思必病後飲食無忌中焦清濁不和所致

豆豉　山梔　鬱金汁　杏仁叭　桃仁　瓜蔞皮
降香汁　人參　川連　枳實　半夏　菖蒲
炭芩　乾姜　姜汁　橘紅　烏梅　白芍
川貝　薏仁　銀花　萊菔殼　洋佩蘭　石斛金川
麻仁　鈎勾　白蒺　桑葉　香附汁　蘇梗子
滑石　厚朴　荷葉茹　知母　枳殼汁　桔梗
茯苓　良姜　藿香　川香附　草果　伽南香汁
吳萸　川楝子　枇杷葉

噎膈反胃

噎膈反胃　反胃十愈八九　噎膈十死八九

此高年陽氣結于上陰液衰于下為關格之漸當開痞通陽議治

陰陽逆乱已成關格議用附子瀉心湯為上熱下寒主治

老人食入涎湧吐痰畧能噉粥二便艱少是陽不轉旋上結陰陰枯于下便難極難調治勿用腥油麵味

久延關格最怕上不得入下不得出此為關格難治

夏間診視曾説難愈之痾然此病乃積勞傷陽年歳未老精神已竭古稱噎膈反胃都陰因陰枯而陽結也秋分後復診兩脉生氣日索交早咽燥晝日溺少五液告涸難任剛燥陽藥是病諒非醫藥能愈

向来翻胃原可撑持秋季驟加驚憂厥陽陡升莫制遂廢食不便消渴不已如心熱嘔吐涎沫五味中喜食酸甘肝陰胃汁枯槁殆盡難任燥藥通閉胃屬陽土宜涼宜潤肝為剛臟宜柔則

和酸甘兩劑。濟其陰　經云三陽結謂之膈又云一陽發病其傳為膈。仲景云朝食暮吐。暮食朝吐。宿穀不化。名曰反胃。氣虛不肯化痰。久而着痺則噎狀頓作此清肅失降。胃不化也。年高噎膈開懷為首務至于藥力最難取效

噎膈反胃

川連　人參　干姜　姜汁　米皮　枳實韭汁
竹油茹　附子　白芍　枇杷葉　杏仁汁叭　桂枝
茯苓　烏梅　鮮地汁　阿膠　麦冬汁　梨汁
柿霜　玉竹　天冬　川貝　柏子仁汁　三角胡麻
黑芝麻汁　杜蘇子汁　松子仁漿　麻仁　桑葉
石膏　甘草　鬱金汁　瓜蔞皮　黑栀　豆豉
橘紅　紫菀　桃仁　秫米　桔梗　粳米
益智　丁香皮　新会　吳萸　萆撥　澤瀉
紅花　延胡　川楝子　韭白汁　木香　當歸
製軍

噫噯

内經止有噫字而無噯字故經云五氣所病心為噫又云寒氣客于胃厥逆從下上散復出于胃故為噫　胃氣弱而不和三焦因之失職故清無所歸而不升濁無所納而不降　乃胃陽虛而為陰所阻格陽足則充周流動不足則膠固阻膈格矣味淡嘔噁噯氣胃虛濁逆　初用辛通見效多服不應想濕逆潮都是濁陰上加致胃陽更困倣仲景胃中虛客氣上逆噫氣不除例

人参　旋覆花　代赭石　半夏曲　茯苓
乾姜　姜汁　附子　杏仁　橘红
厚朴　鬱金　桂枝　生白术　新会皮
益智　白芍　炙草

嘔吐

嘔黑綠苦水。頭屬下焦濁邪犯胃。食過逾時漾〻湧涎欲吐。肝病犯胃嘔逆口吐清涎　陽微不運水穀悍氣聚濕致食入即嘔　食已即吐病在胃也用辛以通陽苦以清降　參藥不受皆濁陰在上阻塞氣机幾無法矣勉與白通陽加人尿猪胆汁

少腹屬肝〻厥必犯陽明胃腑故作痛嘔　内經謂肝病吐涎沫。　丹溪云上升之氣自肝而出木火上凌柔金受尅　想是清陽之氣不升濁陰不降　濕熱中滯脾胃之陰陽乖戾上吐下泄為霍亂　受穀者濁受氣者清〻者注陰濁者注陽濁而清者上出于咽清而濁者則下行清濁相干命曰亂氣　清者上升故注于肺濁者下降故走于胃

吴萸　川連　川楝子　杏仁　茯苓　陳皮　厚朴　姜汁
烏梅　黄柏　人参　附子　公丁香　乾姜　白芍　粳米
川椒　紫石英　旋覆　代赭石　桂枝　当歸　竹茹　木瓜
降香　蘇子　韭汁　麦冬　草果　良姜　淮麦　麻仁
阿膠　生地　南枣　小茴　韭白根　兩頭尖　橘核　鱉甲
歸尾　延胡　郁金　木香　益智　白术　枳實　黄芩
飴糖　甘草　砂仁殼　桑葉　丹皮　蓽撥　芦巴　豆豉
山梔　藿香　竹茹油　薄荷　肉桂　杞子　枇杷葉　北沙參
姜皮　檀香泥

吐蚘

凡蚘虫上下出者皆屬厥陰乘犯陽明　仲景云蛔虫厥都從驚恐得之　古人云上升吐蚘下降狐惑　皆胃虛少穀肝臟厥氣上干耳　吐蚘本屬肝胃症曰厥陰之邪上逆蛔不能安故從上而出也　補陽明以宣府泄厥陰以平逆

乾姜 桂枝 川椒 烏梅 川連 細辛
茯苓 人參 吳萸 半夏 枳實汁 附子
白芍 延胡 白朮 川楝子 蘆薈 代赭
當歸 桂心 炙草 南棗 竹葉 滑石
連翹 川貝 菖蒲 丹皮 菉荳衣 黃芩
杏仁 蘇梗 木瓜 厚朴 檳榔 鬱金
烏藥 青皮 使君子肉

不食

不食

脉。穀。

有胃氣則生。無胃氣則死。百病之大關也。心營熱入胃汁全虧。調摂十日可愈。究竟熱蘊未除。而胃汁與肺皆索。

不飢不食。假寐驚熱損胃汁不欲入食散則耗氣清則劫胃

人參　益智　廣皮　橘紅　半夏曲　茯苓
白芍　煨薑　檀香泥　炒粳米　炒荷葉蒂　炒地
麥冬　知母　竹葉　炒麻仁　金銀花　骨皮
花粉　川貝母　甘草　梨皮　炒佩蘭　炒蓮子
大麥仁　川斛　木瓜　烏梅　杏仁　滑石
薑皮　連翹　荸薺　蘇子　枇杷葉　黄芩
降香

陽痺

食進脘中难下，大便氣塞不爽，腸中收痛，此為陽痺。 腸胃
皆腑，以通為用，丹溪每治陽痺，必開肺氣，謂表裡相應治法
小溲不爽，大便尚秘，倣古人九竅不利，咸推胃中不和論治
宗丹溪上竅閉下竅不出矣 高年瘧後，内傷食物，腑氣阻痺
濁攻腹痛，二便至今不通，診脉右部弦搏，渴思冷飲，昔丹溪大
小腸氣閉于下，每每開提肺竅，内經謂肺主一身氣化，天氣降
斯雲霧清，而諸竅皆為通利，若必以消食辛温，恐胃口再傷，滋
擾変症，聖人以真氣不可破泄，老年當遵守 兩進仲淳養營
柔肝法，脉象猶濇，胸脇四傍攻注，時常便結不通，此氣化火燥
無疑，仍與潤劑，栽培腸胃之液，金水得以下降，木乃有制也
陽明失潤下之常，其火自逆 氣分既弱，焉能用力使下 非

特敦厚無恙抑且曲直不堪

杏仁　枇杷葉　川金　桑皮　山梔　豆豉

紫菀　冬葵子　桑葉　丹皮　枳實汁澆　桔梗汁

蔻仁　半夏　竹茹　花粉　橘紅　薑汁

苡仁　更衣丸

便閉

平素飲酒厚味釀濕聚熱漬筋爍骨既已經年不拔區區陽液焉能通逐議以大苦寒堅陰燥濕方法参入酒醴引導亦同氣相求之至理　脾宜升則健胃宜降則和蓋太陰之土得陽始運陽明陽土得陰自安以脾喜剛燥胃喜柔潤仲景急下存津治在胃也東垣大升陽氣治在脾也　腸中不通腑失傳導變化之司古人云九竅不和都屬胃病必腸間屈曲隱處無以旋轉机関　液耗胃弱火升便难　精血受傷五液必燥　此老年血枯內燥風生由春升上僭下失滋養昔喻氏上燥治肺下燥治肝蓋肝風木橫胃土必衰陽明諸脈不主束筋骨流利机關也　鹹苦治下入陰病樣已減當暮春萬花開放陽氣全升于上內風亦屬陽化其下焦脂液悉受陽風引吸燥病之來宜

便閉

基乎此高年生〻既少和陽必用陰藥與直攻其病者有間矣
高年下焦陰弱六腑之氣不利多痛不得大便乃幽門之病面白脉小不可峻攻擬五仁潤燥以代通幽是王道之法　若二便俱閉當先通大便小溲自利此其大略也　經腑窒熱不通治在氣分三焦之病何疑　小腸屈曲不司变化為二便不爽所謂不足之中还兼有餘醫勿忽視　濕熱在經醫不對症遂令一身氣阻邪勢散漫壅腫赤塊初曰濕熱為泄瀉今則竅閉致二便不通但理肺氣邪可宣通　肺先受傷氣少司降致二便癃閉　日來便难溺澁是下焦幽門氣鈍血燥議東垣通幽意

川連 蘆薈 龍子 山查 廣皮 川楝子
山梔 厚朴 青皮 杏仁 鬱金 川柏
蒼朮 大黃 乳地龍 金毛狗脊 萆薢
蚕沙 山甲 防己 仙靈脾 海金沙 獨活
北細辛 油松節 白茄根 陳沙燒浸及用浸 更衣丸
當歸尾 麻仁 柏子仁 蓯蓉 松子肉 天冬
生地 人參 麥冬 茯神 川斛 杞子
沙苑 白芍 豬脊筋 龜甲心 阿膠 鎖陽
烊地 人中白 寒石 紅花 桃仁 郁李仁
牛膝 菔萊 韭菜 五靈脂 丹皮 冬葵子
皂莢子 降香 桂枝 滑石 通草 連翹
蘆根 藿香 檀香汁 木瓜 豬苓 澤瀉

便閉

六一散　石膏　淡竹葉　枳實　穀芽　苡仁
葶藶子　知母　大腹皮　豬膽汁　沙參　小茴
車前　桂枝　川芎　上肉桂　麥冬　三稜
澤瀉　香附　葛根　西砂米　乳香　晏魚

肺痺

經熱津消咳痰痺痛　得之憂愁思慮所以肺臟受病宜開手太陰爲治　噯氣不展狀如呃忒　天氣下降則清明地氣上升則晦塞上焦不行下脘不通周身氣机皆阻肺藥頗投謂肺主一身之氣化也氣舒則開胃進食不必見病治病印定眼目

風温喘急是肺痺險机未及周歲臟腑柔嫩故温邪内陷易結　急病之險篤者急急開其閉塞　肺爲呼吸之橐籥位居最高　受臟腑上潮之清氣稟清肅之体性主乎降又爲嬌臟不耐侵邪

兜鈴　牛蒡　桔梗汁　甘草　杏仁　射干
麻黄　桂枝　桑枝　防已　苡仁　花粉
紫菀　通草　石膏　薄荷　象貝　沙參
山梔　姜皮　鬱金汁　蘇梗　豆豉　松汁寒兒
芦根汁　連翹心　桑皮葉　厚朴　枇杷葉汁　滑石
茯苓　蔻仁　冬瓜仁　竹茹　梨皮　羚羊角
竹葉心　赤豆皮　川貝　銀花　降香　鈎勾

胸脾

內經云胸痹痛掣引背瓜蔞薤白白酒湯　胸脘痹痛欲嘔便結此陽失曠氣機不降久延怕成噎格　氣逆自左升胸脘阻痹僅飲米湯形質不得下咽此屬胸脾痹宗仲景法　木鬱者達之火鬱者發之　痛久入血絡胸痹引痛　中陽困頓濁陰凝冱胃痛徹背午後爲甚即不嗜飲食亦是陽傷溫通陽氣在所必施

薤白　半夏　茯苓　乾姜　姜汁　桂枝

甘草　瓜蔞　白芍　杏仁　厚朴　桃仁

冬瓜子　紫菀　枇杷葉　橘紅　白术　竹茹

延胡　川楝子　防已　青葱管

另用吐藥末巴豆霜　川貝　桔梗

哮

哮

哮喘不臥。　宿喘肺病。久則氣泄汗出。脾胃陽微。痰飲留着。有食入泛嘔之狀。夏三月熱傷正氣。冝常進四君子湯。以益氣不必攻逐痰飲

宿哮廿載。沉痼之病。無奏效之藥。起病由于驚憂受寒。大凡憂必傷肺。寒入背俞。內合肺系。宿邪阻氣阻痰。病發喘不得臥。譬之宵小潛伏里閈。若不行動。犯竊難以強執。雖治當于病發。投以摟逐。而病去必當養正。今中年諒無大害。精神日衰。病加劇矣　用腎氣丸。桂膝。病發時葶藶大史。湯。或鬼箕丸。

桂枝　茯苓　乾姜五味全打　杏仁　炙草　白芍

麻黄　葶藶　大棗　葦莖　橘紅　厚朴

石膏　半夏　白芥子　人參　白术

喘

古人以先喘後脹治肺先脹後治脾　俛不能仰〻卧不安宜辛則通微苦則降　動怒氣衝喘急不得卧息此肝升太過肺降失職使然　且喘病之因在肺為實在腎為虛　治下之法壯水源以熄內風為主小劑守常調理百日圖功　至于接應世務自宜節省勿在藥理中也　幼年哮喘已愈上年夏令勞倦內傷致病悞認外感乱治其氣泄越哮喘音啞勞倦不復遂致損怯夫外感之喘治肺內傷之喘治腎以腎主納氣耳身動即喘此下元已虛　陰虛陽升氣不攝納為喘　緣高年下虛腎少失納元海不固氣逆上泛　氣脫則根浮吸傷元海危亡可立而待思艸木之無情綱柔所难濟又有人參河車五味石英之屬急續元真挽回頃刻補天之治古所未及　寒遏

肺俞為喘濁阻中脘則嘔　古云上喘在肺下喘在腎　肝有餘脾不足金不平之則喘逆火不生之則中滯　肺為主氣之標腎為納氣之本　症屬肺不能通調水道脾不能運化水穀而腎為至陰積水之樞經曰腎本肺標下為膚腫上為喘呼此症是也

麻黃　苡仁　茯苓神皮　杏仁　甘草　乳姜汁　人參
半夏　五味　細辛　葶藶　桑白皮　厚朴　茯苓
通草　降香　黃精　大腹皮　旋覆　新絳　青蔥管
附子　熟地　三角胡麻　萸肉　龜甲心　阿膠　牛膝
遠志　紫石英　車前　補骨脂　白芍　淡菜膠　山藥
炙草　川連　胡桃肉　海參膠　杞子　巴戟　青鹽
黃芪　白朮　青鉛　磁石　秋石

呃

呃

肺氣鬱痺為呃　陽虛濁陰上逆為呃　今事危至急舍理陽驅陰無別法　面冷頻呃總在咽中不爽此屬肺氣臆鬱當開上焦之痺蓋心胸背部須藉在上清陽展舒乃能曠達耳　脉微弱面亮戴陽呃逆脇痛自利先曾寒熱下利加以勞煩傷陽高年豈宜反覆乃欲脱之象三焦俱有見症議從中治

枇杷葉　川貝母　鬱金　射干　通草　豆豉

人參　附子　丁香　柹蒂　茯苓　乳香

吳萸　川楝　烏梅　旋覆　代赭　粳米

刀豆殼

疸

夏秋疸病濕熱氣蒸而成治法必用氣分宣通自效蓋濕中生熱外干時令內蘊水穀不化黃乃脾胃之色失治則為腫脹今調治日減便通利主腑已通薄味可全功乎昔攻苦思必傷心鬱必傷脾久坐必升太過降不及不與疸症同例 用歸脾法 濕熱在裏鬱蒸發黃 心下痛年餘屢發痛緩能食漸漸目黃溺黃此絡脉中凝瘀蘊熱與水穀之氣交蒸所致 由黃疸變為腫脹濕熱何疑法亦不為謬 上不得越下不得泄薰蒸遏鬱侵于肺則身目俱黃 濕從火化瘀熱在裡 陳無擇云穀疸能食不飢一年之久寒濕釀成濕熱凡濕在太陰脾熱在陽明胃不分經絡治不可 金匱云濕淫于內則煩喘胸滿熱淫于內則發熱口燥

大腹皮 猪苓 人參 名葉 扁豆 山藥

肶山紅根 茵陳 冬皮 薏仁 枳寔汁皮 杏仁

桔梗 花粉 豆卷 防已 銀花 牡蠣

滑石 苡仁 石膏 半夏 姜汁 山梔

川柏 連翹 通艸 赤豆 豆豉 川楝子

延胡 苦參 穀芽 鷄肫皮 海金沙 厚朴

風

經云風為百病之長盖六氣之中惟風能全兼五氣如兼寒則風寒兼暑曰風暑兼濕曰風濕兼火曰風火盖曰風能鼓盪此五氣而傷人故曰百病之長也

蘇梗　豆豉　杏仁　桔梗　厚朴　連翹

通草　滑石　廣皮　人參　當歸　桂枝

白芍　姜　甘草　大棗　飴糖

風寒

寒

內經云熱病者皆傷寒之類也又曰凡病傷寒而成温者先夏至日者為病温後夏至日者為病暑又曰冬傷于寒春必病温其症有六經傳变併病合病兩感直中

蘇梗　杏仁　桂枝　桑皮　橘紅　連翹

豆豉　厚朴　枳殼　桂枝　防巳　茯苓

猪苓　澤瀉　通草　生姜　姜皮

風温

風為天之陽氣，温乃化熱之邪，兩陽薰灼，先傷上焦。種種變幻情狀，不外手三陰為病藪。　風温從上而入，風屬陽，温化熱，上焦近肺，肺不得舒轉，周行氣阻，致身痛脘痞不饑，宜微苦以清降，微辛以宣通。醫謂六經，輒投羌防，泄陽氣，劫胃汁，温邪忌汗，何遽忘之。　風温入肺，肺氣不通，熱斷內蘊。　風温入肺，氣不肯降。　風温熱伏，更劫其陰，日輕夜重，煩擾不寧。

牛蒡　蓬莪　象貝　杏仁　桑葉　沙參

花粉　山梔　干荷葉　連翹　鈎勾　石膏

竹茹　鬱金　蔞皮　橘紅　黃芩　枳實汁

甘艸　前胡　赤苓　赤芍　黃芪　枇杷

北參　玉竹　麥冬　歸身　桂枝

温熱

襁褓吸入温邪釀為肺脹危症　温邪化熱肺痹當急　雖邪輕未為深害留連不已熱蒸形消所謂病傷漸至于損而後已　氣分之熱稍平日久胃津消乏　氣分熱邪未去漸次轉入血分斯甘寒清氣熱中必佐存陰為法中之法　譫語邪入心胞絡中深怕液涸神昏　瀰漫之邪攻之不解清竅既蒙絡内亦痺幼科不解投以豁痰火降火理氣毫無一効　此消痰消食清火竟走腸胃與病情隔靴搔癢速速與至寶丹三分　目瞑舌縮神昏如醉邪入心胞絡中心神為蒙謂之内閉前案已經論及温邪鬱蒸乃無形質而醫藥都是形質氣味正如隔靴搔癢近代喻嘉言議謂芳香逐穢宣竅頗為合理絶症難挽天机用意聊尽人工　至宝丹四丸匀四服　周歲内未得穀味精華温邪吸入

上焦先受　而熱氣如霧如烟，原非形質，可蕩可掃。故牛黃產自牛腹，原從氣血而成，混處氣血之邪，藉此破其蘊結，是得效之因由也。　欲宣內閉，須得芳香。用紫雪丹三分

夫溫熱穢濁，填塞內竅，神識昏迷，脹悶欲絕者，須得芳香宣竅，佐牛黃、金箔，深入臟絡，以搜錮閉之邪。今危篤若此，百中圖一而已。紫雪丹

溫邪逆傳膻中，熱痰蔽阻空竅，所進寒凉消導，徒攻腸胃，毫無一效。痰乃熱薰津液所化，膻中乃空靈之所，是用藥之最難。至寶丹芳香通其神明之竅，以驅熱痰之結，極是。但稚年受溫邪，最易陰虧津耗，必兼滋清，以理久伏溫邪為正。犀角　鮮生地　元參　丹皮　連翹心　菖蒲　化服至寶丹

濕為漸熱之氣，迷霧鬲間，神机不發，三焦皆被邪侵，豈是小恙。視其舌伸縮如強，癱痰涎粘着，內閉之象已見，宣通膻中，望其少甦，無暇清至陰之熱。至寶丹四分　菖蒲　銀花湯送下

熏之熱熾，不舍晝夜。

熱邪與痰濁不開日久則犯心胞内閉　邪雖滯而攻滌難進元雖虛而难與峻補　其氣益虛其邪何由而化　神識雖清却又自言自語之狀　陰虧虛邪恋难許愈期　經云熱淫于内治以清苦　邪滯雖未清徹津液已有虧狀　由氣分之熱漫延血分　陰液内耗陽津外傷　苦寒理所不宜甘寒勢不容緩　閒先一人補之後一人瀉之邪則從補而升元則由瀉而虛　邪之所勝其氣必虛　宜清凉以散之薄味以清之　所以神識不清而言語舛錯也　目下攻伐不可補養尚早化濁泄熱是為要事也

連翹　豆豉　黃芩　黑梔　杏仁炒　桔梗
知母　生地鮮炒　阿膠　天冬　花粉　橘紅
枳殼實　薄荷　茯苓　蘆根　桃仁　苡仁
冬瓜子　沙參　桑葉　薑金汁　竹葉　麥冬
石斛　滑石　甘草　梨皮　桂枝　石膏
人參　粳米　半夏　白芍　鮮枸杞根　川貝
犀角　丹皮　元參　菖蒲　[illegible]　丹參
膽星　竺黃　銀花　竹油　牛蒡　馬勃
蔞皮　金汁　花蕊　鱉甲　青蒿　細生地
甘蔗汁　左枯川朴　雞子黃　麻仁　川連　干薑
生薑　牡蠣　黃芪　炙遠志　南棗　射干
黃柏　赤石脂　炮薑　稻根鬚　豆衣　牛黃丸

暑

在天為暑。在地為熱。　大凡暑與熱。乃地中之氣。吸受致病。亦必傷人氣分。氣結則上焦不行。下脘不通。不飢不欲食。不大便。皆氣分有阻。如天地不交。遂若否卦之義。然無形無質。所以清之攻之不效。　長夏吸受暑邪。上蒙清空。諸竅咳嗽耳聾。的係新邪。非得與宿病同日而語。　暑必挾濕。二者皆傷氣分。從鼻吸而受。必先犯肺。乃上焦病。治法以辛涼微苦。氣分上焦廓清則愈。　此輕清之解。斷斷然也。　昨進清上焦法。諸症雖然畧減。而神識猶未清爽。總由病久陰液內耗。陽津外傷。聰明智慧之氣。俱被濁氣蒙閉。蔽所以子後午前稍清。他時皆不清明。以陽盛時。人身應之也。擬進局方至寶丹。藉其芳香。足以護陽逐邪。庶無內閉外脫之虞。　穢暑吸入內結募原。　由氣分之邪

熱漫延血分矣失肺主肅衛心主營〻衛二氣晝夜行于經
絡之間與邪相遇或凉或熱今則入于絡津液被劫必漸昏寐
所謂内閉外脱　熱久胃汁被劫不飢不便亦病後常事耳
醫者不明三焦治法混投發散消食宜乎無效　暑熱必挾濕
吸氣而受先傷上焦故仲景傷寒先分六經河間温熱須究三
焦大凡暑熱傷氣濕着阻氣肺主一身周行之氣位高爲手太
陰經　摘述云　論濕乃重濁之邪熱爲薫蒸之氣熱處濕中蒸淫
之氣上迫清竅耳爲失聰不與少陽耳聾同例　且大病如大
敵選藥如選將　三伏中陰氣不生陽氣不潛　仲景云先治
新病後理宿病是亦陰氣先傷陽氣独法也　暑熱從陽上薫
而傷陰化燥濕邪從陰下沉而傷陽走濁　昔賢與于熱病液
涸急以救陰爲務苟胃關得蘇漸以與安　此暑熱上迫爲喘

暑

濕濁下注為泄　此暑濕久伏與時氣之穢邪凝合醞成腸臟之疾。閉塞清明之府神情迷昧胃家濁液蒸遏不宣。清絡熱必兼芳香開裏竅以清神識　是內伏熱氣由募原以滋布三焦。亦如瘧邪之分爭營衛者然　俞西昌論中如剝椒心。如揭百頁　乃夏令伏邪至深秋而發　熱蘊于內非表可解。陰虛夾濁。宜以爍化　無形之濁有形之積　暑風外束為咳痰。暑濁內阻則脘悶　暑濕薰蒸為頭痛氣滯則周行不宣　伏暑不肯宣越上蒸為脘悶下注則腹鳴便泄　伏暑發為似瘧寒輕熱重原屬少陽々明症也　木來侮土本病也。暑濕薰蒸新恙也　暑熱久伏。新涼外感。　暑熱傷氣更兼又戰苦心々營未免亦虛。如　擲年為純陽之体。酷暑不耐。邪机乘襲。伏暑內動。如新涼外感。　深秋而發。道遠行深　肝風為足厥陰。暑風為

手厥陰　暑屬無形之氣濕乃有形之邪　伏邪發動遂値遠出。更兼食物不調　暑濕阻遏手中。机關不利于下。劉河間每從三焦分利。其在斯乎　少陽爲陽樞。邪易入而难出。陽明爲臟邪之藪邪結而难化夫天氣無形之熱地氣有形之濕交合而大生廣生之机益彰　天之熱氣下地之濕氣上

暑

杏仁　通艸　象貝　姜皮　白蔻　茅金汁
西瓜翠　豆卷豉　兜鈴　射干　苡仁　石膏
半夏　黑梔皮　厚朴　竹茹葉　魚茹　滑石
黄芩　橘紅　蘆根　絲瓜葉　連翹　川貝
荷葉汁　桑葉　姜汁　知母　竹油　秋露
元參　細生地大　丹皮　薄荷　赤芍　木通
犀角　菖蒲炒　紫雪丹　至寶丹　枇杷葉　茯苓
桑皮　六一散　炒蓮子　益元散　苦丁茶　桔梗
枳實　白芍　藿香　香附　麥芽　人參
黄芪　白术　甘艸　麥冬　五味　青皮
陳皮　澤瀉　葛根　升麻　茯神　歸身
神曲　川連　穀芽　米仁　烏梅　沙參

銀花露　丹參　牛黃丸　辰砂又包好金箔　天冬
阿膠　鴉子黃　寒水石一　金汁　綠豆皮
地骨皮　防已　茵陳　蒼术　干姜　扁豆
大洋參

濕

時令濕熱之氣，觸自口鼻，由募原以走中道，遂致清肅不行，不飢不食，但溫乃化熱之漸，致机竅不為靈動，與形質滯濁有別，此清熱開鬱必佐芳香以逐穢為法　邪阻上竅空虛之所，諒非苦寒直入胃中可以治病，病名濕溫，不能自解，即有昏痙之變，醫莫泛称時氣而已　吸受穢邪，募原先病　仲景云濕家大忌發散，汗之則變痙厥　濕滯于中，氣蒸于上　長夏外受暑濕，與水穀之氣相併，上焦不行，下脘不通，氣阻熱從濕下蒸遏　穢濕邪吸受，由募原分布三焦，升降失司，脘腹脹悶，大便不爽，当用正氣散法　濕為重濁有質之邪，若從外而受者，皆由地中之氣升騰，從內而受者，皆由脾陽之不運　雖云霧露雨濕，上先受之，地中潮濕，下先受之　然霧露雨濕，必由地氣

上升而致若地氣不升則天氣不降皆成燥症矣　此仲景所謂
津傷濕戀蘊結肺胃致耳　緣有濕濁得邪火薰蒸而為瀰漫
而嘔逆也　氣虛則濕濁不化肝橫則熱勢自作　氣因濕阻
而滯液因熱甚而劫　雖有濕滯不宜燥化邪尚未徹豈宜投
養　徒補濕濁從何而化過燥陰液益虧　濕熱之邪踞于陽
明不克從少陽達化　非特濕熱滯于三焦其間未免夾痰
邪濁雖宜達化氣液亦當兼顧　清淡以化之芳香以洩之
濕熱雖退三舍未免尚有餘波　陰液虧而濕不化脾胃弱而
肝胆上逆　脾有濕滯肺有蘊熱　清苦以化之鹹寒以泄之
濕滯于中氣滯于下　濕濁尚有留留之情　病經兩候濕
熱之邪尚滯于三焦未能達化　中焦濕濁未化氣机所以不
暢　伉虛不肯化濁　補之恐助濁膩劫之尤慮元泄　但滋

養之品恐其礙濕辛燥之味又慮傷陰 投以滋養則濕益滯
疏化其濁又慮正虛 此濕温互阻不化非徒寒遏可以取效

濕

滑石 杏仁 苡仁 竹葉 半夏 通草
姜皮 厚朴 金斛 芦根 赤豆衣 連翹
桔梗 射干 牛蒡 銀花 馬勃 金汁
黑梔 烏藥 枳殼 鬱金 降香 蔻仁
茯苓 大腹皮 牛黃丸 鮮佩蘭 知母 麦冬
犀角 元參 石菖蒲 至寶丹 人參 干姜

茯苓　川連　白芍　蒼朮　澤瀉　豬苓
秦皮　於朮白　草果　木瓜　遠志　川貝
骨皮　寒水石　廣皮白　大黃酒煨　姜汁　茵陳
桂枝　鉤勾　蒺藜　查肉　藿香　神曲
穀芽　黃柏　木通　附子薑　川樸　蔥白
豬膽汁　萆薢　烏附汁　木香　肉桂　麥芽
蠶沙　皂莢子　豆卷　防己　牡蠣　車前子
鹿茸　胡蘆巴　韭子　赤石脂　骨脂　兔絲子
大茴　當歸　柏子仁　炮黑薑　川楝子　白芥子

燥

夏熱秋燥致傷都曰陰分不足　老人舌腐肉消肌枯心事繁
冗陽氣過動致五液皆涸而為燥冬月無妨夏月深處林壑心
境然凝可以延年　上燥治氣肺經下燥治血腎經此為定評　此津液
被劫陰不上承所致心下溫〻液〻用炙甘草湯　陽津陰液
重傷餘熱淹留不解臨晚潮熱舌色若赭頻飲救亢陽焚燎究
未能解渴形脈俱虛難投白虎議以仲景復脈一法為邪少虛
多使少陰厥陰二臟之陰少甦冀得胃關復診振曰左關尺空
數不藏非久延所宜耳

桑葉　杏仁　大沙參　象貝　冬术　黑梔

玉竹　甘草　扁豆　地骨皮　麥冬　花粉

薄荷　連翹　桔梗　綠豆皮　牛乳　茯神

鮮地　天冬　糯稻根鬚　人參　梨肉　生白芍

阿膠　生地　麻仁　棗仁　蔗汁　桂枝

生姜　大棗

疫

疫癘穢邪從口鼻吸受分布三焦瀰漫神識不是風寒客邪亦非停滯裏症故發消導即犯即津之戒與傷寒六經大不相同今喉痛丹疹舌如硃神燥暮昏上受穢邪逆走膻中當清血絡以防結閉然必大用解毒以驅其穢必九日外不致昏憒冀其邪去正復　口鼻吸入穢濁自肺系漸干心胞絡初病喉痛舌燥最怕竅閉神昏之象疫毒傳染之症不可與風寒停滯同法

吸入疫癘三焦皆受久則血分漸瘀愈結愈熱當以鹹苦之製仍是輕揚理上倣古人大製小用之意　及其傳變上行極而下下行極而上是以邪在上焦者為喉啞為口糜若逆傳膻中者為神昏舌絳為喉痛丹疹

犀角　連翹　鮮生地　元參　菖蒲　郁金

金銀花露　金汁　鼓葉　玉寶丹　射干　牛蒡

西瓜翠衣　芦根

癍疹

癍者有觸目之色而無碍手之質即稠如錦紋稀如蚊跡之象也或佈于胸腹或見于四肢總以紅起發者為吉色紫成片者為重色黑者為凶色青者為不治蓋有諸內而形諸外可決其臟腑之安危邪正之勝負也　成朶色赤如錦紋者為癍隱隱見紅點者為疹蓋胃熱失下衝入少陽則助相火而成癍衝入少陰則助君火而成疹癍重而疹輕率由胃熱然亦有陰陽二症陽症宜用寒涼又有內傷陰症見癍疹者微紅而稀少此胃氣極虛逼其無根之火游行于外當補益氣血使中有主則氣不外游血不外散若作熱治死生反掌醫者宜審班紫色者胃已熱極五死五生班黑者胃已熱爛九死一生經所謂重陰必陽重陽必陰重寒則熱重熱則寒是也再看口中之燥潤及

當于小便分之便清者外雖燥熱而中定寒便赤者外雖厥冷而內實熱也

舌苔之深淺胎黑者為熱宜白虎湯然亦有舌黑屬寒者舌無芒刺口有津液也急宜温之投寒劑則死矣至于六經傳变需閱仲景傷寒金書

苡仁　川芎　半夏　白芥子　桑枝　象貝母

犀角　羚羊角　連翹　元參　鮮生地　銀花

石菖蒲　桂枝　川連　茯苓　牡蠣　枳實汁老

蒺藜　杏仁　鬱金　牛蒡子　黑梔　石膏

白金汁　蘇子　牛黃丸　桑皮　紫菀　桔梗

桑皮　甘草　赤芍　滑石　射干　通草

芦根　玉竹　沙參　骨皮　川石斛　麥冬

白芍　扁豆　穀芽　竹葉　蒲黃　豆豉

橘紅　夏枯草　杭菊葉　苦丁茶　鮮荷葉　片姜黃

痰

夏至節而閱脉弦長五火熇燎而肝陽胃陽尤甚動怒拂掣爲肝病食辛香厚味即病至胃病使然痰火根深非頃刻可掃除惟靜養勿恚怒薄味以清裏此病發之勢必緩由漸加功議藥乃近理治法　蓋因痰火上蒙津液不得上承高年頗慮風痱宜清上宣通勿進剛燥及膩滯之藥　昏昏如寐神憒如迷痰熱內閉勢非輕渺　煩則火升眩暈靜坐神識安舒　古人有見痰休治痰之論此誠千古之明訓也　是氣弱陽微脾胃少于運化濕鬱生痰致氣机不能靈動　心肝之陰雖虧濁痰滯于上中如霧之迷蒙不開陰陽之所以不和也　醫貫曰痰涎上涌者水不歸元也面赤煩渴者火不歸元也　氣虛痰滯肝火上逆

半夏 川連 蛤粉 枳實 茯苓 川金 橘紅 石菖蒲
竹油 姜汁 白朮 厚朴 火麻 羊片 鬱分 蘆根
苡仁 桃仁 葶藶 大棗 生地 胡桃 杞子 牛膝
川斛 甘菊 黑梔 雞皮子 犀角 秦皮 牛黃 生苓
膽星 石膏 竹葉 燈心 金斛 甘草 桔梗 蒺藜
杏仁 蒼朮 黃柏 龜版 遠志 降香 廣皮 密蒙
豆豉 人參 天冬 金箔 蘇葉 荳蔻 五味 風化硝
阿膠 燕窩 梨肉 黃芪 麥冬 山藥 於朮 藕節
黑節 鹿尾膠 羊內腎 補骨脂 青鹽 車前子

痰飲

仲景云治飲不治咳當以溫藥通和之 仲景云脉沉屬飲面色鮮明為飲 飲家咳甚當治其飲不當治咳 經云不得臥 臥則喘甚痺塞乃肺氣之逆亂也 兹就管見略述大意議開太陽以便飲濁下趨 仍無碍于冬溫從仲景小青龍越婢合法

由陽衰不主運行痰飲聚氣欲阻致痛之來其心震之謂亦如波撼岳陽之義議用外臺茯苓飲合桂苓方 味過甘膩中氣緩不主運 延綿百日天 聚飲 氣結飲束垣云病久髮不焦 毛不落不食不飢 乃痰飲為患 飲屬陰類故不渴飲仲景五飲互異其要言不繁 當以溫藥和之 通陽方法固無容疑惑大意外飲宜治脾 內飲宜治腎是規矩準繩矣 議用苓桂朮甘湯

形体似乎壯實 陽氣外泄 畏風怯冷 脾陽消乏 不司健運 水穀悍氣蒸

変痰飲隧道日壅上實下虛仲景謂飲邪当以温藥和之　清
陽未展濁陰欲踞久延必結痰飲　水穀不運蘊釀聚濕。胃中
之陽日薄。痰飲水濕。必傾囊上湧而新進水穀之氣。與宿邪再
再聚復出。致永無痊期　痰飲喘咳肌肉痺痞脹不堪納穀冬
寒日甚春煖日減全是陽氣已衰陰濁逆干犯上肺葉治嗽。無
非辛泄滋潤蓋辛散則耗陽滋清助陰濁　陰霾冲逆肆虛飲
邪陷天莫制　夫太陽司開陽明司闔濁陰瀰漫通腑即是通
陽倣仲景開太陽一法　面色烊明脘中漾漾欲嘔因嘈動熱
氣。蒸為痰飲宜暫緩參术務清中焦熱痰　痰飲日多氣隧日
結。　懸飲流入胃絡致痛不已　陽盛陰虛則水氣凝而為痰。
陰盛陽虛則水氣溢而為飲。　內經止有積飲之説。本無痰飲
之名。兩漢以前謂之淡飲。仲景始分痰飲曰有痰飲懸飲溢飲

支飲之義 飲則必冒寒則必嘔 金匱云支飲用小青龍湯法

痰飲

杏杏仁 桂枝 干姜五味辛 茯苓 苡仁 象州
白芍 半夏 蛤粉 枇杷葉 橘紅 葶藶
大棗 石膏 洋粉 智仁 小麥 人參
枳實 姜汁渣 金斛 蒺藜 天麻 菖蒲
於术 茅白 澤瀉 附子 荊油 熟地 川斛
烏梅 蓯蓉 杞子 萸肉 山藥 絲子
靈鹽 魚膠 遠志 龍骨 青鹽 鉤勾
竹油 胡蘆巴 胡桃 查炭 牡蠣 豬胆汁
防己 南星 白芥子 廣皮 姜皮 茅蓬
桂枝 黑栀 川連 吳萸 柏子仁 歸尾
桃仁 蜀漆 川烏炮 薤白 旋覆花 補骨脂

鬱

悲泣乃情懷內起之病〻生于鬱形象漸大。按之堅硬。正在心
下。用苦辛泄降先從氣結治　服藥以草木功能恐不能合其
歡悅。　老年情志不適鬱則。少火變為壯火知飢脘中不爽
口舌糜腐心脾營損木火刼爍精華肌肉日消惟怡悅開爽內
起鬱熱可平但執清火苦寒非調情志內因鬱矣　情懷失暢。
肝脾氣血多鬱　隱情曲意不伸是為心疾此艸木攻病难以
見長乃七情之鬱損以丹溪越鞠方法　鬱勃日久五志氣火
上升胃氣逆則脘悶不飢肝陽上潛風火淩竅必旋運咽痺自
覺冷者非真寒也　丹溪謂上升之氣。從肝胆相火。非無據矣
情懷悒鬱五志熱蒸。痰聚阻氣脘中窄隘不舒脹及背部上
焦清陽欲結治肺以展氣化務宜怡悅開懷莫令鬱痺延綿

鬱

都是鬱勃熱氣上升氣有餘便是火　展轉未能却病病從情志內傷　久鬱氣血不行升降皆鈍外凉內熱骨節沉痛肌腫腹脹膚腠無汗用藥務在宣通五鬱六鬱大旨　今舉其大綱皆曰鬱則氣滯氣滯則久必化熱熱鬱則津液耗而不流升降之机失度初傷氣分久延血分延及鬱勞成疴　積鬱則氣机不舒陰虧則內熾風旋　少陽氣失調暢厥陰滯而不宣

人參　桔梗　烏藥　木香　石菖蒲　龍骨
棗仁　茯神　遠志　川連　半夏麯　干薑
薑汁　瓜蔞　金斛　連翹　丹皮　桑葉
川貝　白芍　小麥　黑梔　橘紅　枇杷葉
羚羊　鮮生地　元參　鬱金汁　白朮　香附
鉤勾　神曲　廣皮　柏子仁　當歸尾　桃仁
川楝子　荳豉　於术　桂員　炙草　查肉
夏枯草　荷葉　蒺藜　生地　天冬　阿膠
川斛　牡蠣　人中白　丹參　穭豆衣　紫明
黃芩　射干　大力子　蘇子　杏仁　降香
蔴油　杭菊葉　枳殼　犀角　天竺黃　琥珀
柴胡　女貞　旱蓮　烏骨雞　雞子黃　知母

樹尉

黄柏　川芎　澤蘭　姜黄　旋覆　新絳

青葱管　南枣　肉桂　杞子

肝火

肝胆風火上欝頭面清空之筋掣不和治以清散 勞心陽動木火上蒙 肝腎陰虛風陽上升 怒動胆火 嗔怒喧嚷氣火逆飛 升之不熄為風陽抑而不透為欝氣 肝者將軍之官相火內寄得真水以涵濡真氣以制伏木火遂生〻之機本無是症之名也 誦讀吟咏身雖靜坐而心神常動凡五志之動皆陽〻冒無制清竅遂蒙易旨以蒙乃外加之義述病發之時頭中欲掐脘欲撫摩二便必不自利此腑氣之窒由乎肝胆厥怫逆起見矣議從手經上焦治 心中嘈雜如飢此肝火上炎所致 是左升太過右降無權 經云氣餘有邪是火也 肝移熱于腦陽明氣蒸不化使然 肝胆尚多衝逆之勢肺金亦少清肅之權

肝火

連翹　黒梔　羚羊角　鮮菊葉　紫菀　黄金汁
杏仁　桑皮　鮮菖蒲　當帰　胆汁　以拌蓮子
芦薈　川連　呉萸　大茴　犀角　荷葉梗
荷蘆梗　元參　竹葉茹　麦冬　川貝母　丹皮
鈎勾　茯苓神　豆豉　生麦芽　香附　桑葉
地骨皮　人參　熟地　天冬　亀版　阿膠
北味子　鹿茸

不寐

寤不成寐食不甘味脈羸脈細數滑陰液內耗厥陽外越化火化風燔爍煽動此屬陰損最不易治姑與仲景酸棗仁湯

臟腑內耗心腹熱灼陽氣不交于陰陽蹻穴空令人寤不成寐靈樞有半夏秫米法　心火不寐　胆火不寐　髭鬚髮色蒼面色光亮擾心煩勞陽上升動痰飲亦得上溢靈樞云陽氣下交入陰勉飲酒醴欲其神昏假寐非調病之法程凡中年已後男子下元先損早上宜用八味丸暇時用半夏秫米湯　胆汁無藏少寐多寤　內經胆藏汁三合腎藏液三合精遺則腎液少擾勞則胆汁虧

鮮生地　元參　麥冬、黑豆　銀花　淡竹葉
丹皮　米炒　白芍　桑葉　茯苓神　橘紅
金石斛　秫米　黃芪　於朮　遠志　棗仁
當歸　炙草　桂圓　知母　小麥　新會皮
川芎　龜膠　淡菜　熟地　黃柏　萸肉
五味　鹿角膠　蓯蓉　天冬　羊內腎
溫膽湯　滚痰丸　小半夏湯　歸脾湯

嘈

嘈

嘈有虛實真偽其病總在于胃經云飲入于胃遊溢精氣上輸于脾脾氣散精上歸于肺又云脾與胃以膜相連耳又云脾主為胃行其津液者也由此觀之脾屬陰主乎血胃屬陽主乎氣胃易燥全賴脾陰以和之脾易濕必賴胃陽以運之故一陰一陽互相表裏合冲和之德而為後天生化之源也　所云心嘈者誤也心但有嘈痒而無煩症胃但有嘈而無煩亦不可不辨明之

嘈雜易飢有二陽病發心脾之象当宗東垣心火乘胃之論

麦冬　生地　柏子仁　川斛　茯神　豆衣
小麦　炙草　南枣　辰砂　天冬　白芍
麻仁　丹参　女貞　阿膠

三消

形瘦脉搏渴飲善食乃三消症也古人謂入水無物不長入火無物不消河間每以益腎水制心火除腸胃激烈之燥濟身中津液之枯是真治法玉女煎。食能食善飢渴飲日加癯瘦心境愁鬱内火自熾乃消症大病　故苦寒莫制其烈甘補無濟其虛　渴飲頻飢溲溺渾濁此屬腎消陰精内耗陽氣上燔舌碎絳赤乃陰不上承非客熱宜此乃臟液無存豈是平常小恙而已

三消一症雖有上中下之分其實不越陰虧陽亢津涸熱淫

生地洋　知母　石膏　麦冬　甘草　白芍
犀角　元參　沙參洋　柿霜　骨皮洋　天冬
茯苓　熟地　阿膠　人參　粳米　佩蘭
川斛　陳皮　棗仁　蓮肉　山藥　牛膝
車前

脾癉

無形氣傷熱邪蘊結不飢不食豈血分膩滯可投口甘一症内經称為脾癉中焦困不轉運可知　口甘一症内經謂之脾癉此甘非甘美之甘癉即熱之謂也人之飲食入胃賴脾真以運之命陽以腐之譬猶造酒蒸釀者然倘一有不知肥甘之疾頓發五液精華失其本来之真味則淫淫之甜味上泛不已也胸脘必痞口舌必膩不飢不食之由從此至矣故云治之以蘭除陳氣也陳氣者即甘肥釀成陳腐之氣也夫蘭草即為佩蘭俗名為省頭草

川連　黄芩　人參　枳實　姜　干姜

白芍　山梔　花粉　丹皮　橘紅　竹茹

佩蘭　建蘭葉

瘧

瘧 新涼外束則表邪不能外越于是陰欲入而陽拒之陽欲出而陰遏之陰陽相併而搏而瘧作矣

陰氣先傷傷陽氣獨發猶是伏暑內動當與金匱癉瘧同例

苦降能驅熱除濕辛通能開氣宣濁　心下觸手而痛濕傷在氣熱結在血　經邪不盡寒熱不止緣瘧久營衛傷氣脈絡中空之屢進補法僅能填塞絡中空隙不能驅除蘊伏之邪擬進養營法取其養正邪自卻之意　藥不對症先傷胃口宗內經辛苦急急食甘以緩之仲景謂之胃減有不飢不欲食之患議用金匱麦門冬湯　寒熱瘧中邪交會中宮邪聚必脹滿嘔逆邪散則安舒当心胸之間並無停食之地夫不正之氣為邪穢濁瀰漫原非形質可以攻消苟非芳香何以開其蒙閉之穢濁欲少望見效捨此捷逕無成法可遵道中知否也 牛黃丸二服　思肝腎同屬下焦厥陽挾內風冒厥吐涎沫腹痛陽明胃中久寒熱

戕擾虛空若谷風自內生閱醫案不分經辨症但以稱虛道矣宜乎痒有厥劾議用仲景安胃泄肝一法　惡進穀食舌乾跟脹。不飢不知味寤多寐少皆由瘧汗嘔逆都令諸陽交升胃氣不降則不食陽不下潛則無寐肝風內震則火升心熱法當和胃陽平肝氣肝平胃醒必穀進能寢矣　瘧母是瘧邪入絡與血氣扭結必凝然不動　瘧邪由四末以擾中皆陽明厥陰界域。陽明衰則厥陰來乘津液少斯內風必動　寒熱由四末以擾中宮胃口最當其戕害　古語云瘧不離乎肝胆亦猶咳不離乎肺也蓋肝得邪助木勢張揚中上必然受侮本氣自怯運納之權自減清陽既少展舒濁陰日踞漸為痞滿　左脇有瘧母。乃氣血交結之故治宜通絡　少陰三瘧已久当升陽溫經所云移早則邪達于陽移晏則邪陷于陰陽勝復于此可

參　初病勞倦晡熱投東垣益氣湯未嘗背謬而得湯反劇謂
穀氣𥡴間日瘧來渴思涼飲此必暑邪內伏致營衛週流與邪
觸著為寒熱分爭矣故甘溫益氣升舉脾臟氣血與暑熱異岐
胃中熱灼陽土愈燥上脘不納腸結便閉其初在經在氣其久
入絡入血由陽入陰間日延為三瘧奇脈蹻維皆被邪傷內經
謂陽維為病苦寒熱也維為一身綱維故由四末寒凜而起但
仍是脉絡為病故參芪术附不能固陽以益其虛歸桂地芍無
能養營以却邪矣昔軒岐有刺瘧之旨深慮邪與氣血混成一
所汗吐下無能分其邪矣後漢張仲景推廣聖經蘊奧謂瘧邪
經月不解勢必邪結血中有癥瘕瘧母之累瘀製方鱉甲煎丸
方中大意取用虫蟻有四意為飛者升走者降靈動迅速追拔
沉混氣血之邪蓋散之不解邪非在表攻之不驅邪非着裡補

正却邪正邪並樹無益故聖人另闢手眼以搜剔絡中混處之
邪治經千百歷有明驗服十二日干支一週倘未全功当以升
其八脉之氣由至陰返于陽位無有不告安之理　陰氣先傷
陽氣獨發但熱無寒是為癉瘧　金匱云陽氣獨發嘉言云陰
液素虛　难經云發熱惡寒者發于陽也無熱悪寒者發于陰
也在陽者可發汗在陰者可温裡　陽勝則熱陽勝則寒　外
與陽爭而為寒內與陰爭而為熱　邪居表多則多寒邪居裡
多則多熱　仲聖云消爍肌肉当以飲食消息之　營衛由此
失和陰陽從此偏勝　曰正氣虧欲從少陽達而未能之状
少陽之火有餘陽明亦有濕熱

瘄

竹葉尖　麥冬　生地　元參　知母　梨皮汁
蔗汁　連翹　薄荷　杏仁　滑石　鬱金汁
石膏　半夏曲　橘紅　鮮生地　川貝　鮮菖蒲汁
射干　叭杏　花粉　黃芩　青蒿　西瓜翠衣
桂枝　僵蚕　姜汁炒　白芍　草果　烏梅
薏仁　丹皮　首烏炒　鱉甲炙　人參　穀芽
枳實磨汁　茯苓皮　廣皮　甘草　粳米　厚朴
桔梗　六一散　前胡　銀花　通草　蔞皮仁
苡仁　桑皮　大腹皮　益智仁　香附汁　木通
防己　干姜　川連　查炭　五味　蒼朮
南參　當歸尾身　黃芪　防風　鹿角毛茸霜
肉桂　枝桂　蜀漆　白朮炒焦　附子　薑炭

川芎　杜仲　小茴　紫菀　杞子肉　遠志肉

青皮　沙苑　澤瀉　、牡蠣　大麥仁　天冬

阿膠　升麻　石斛鮮　山藥　蒼耳、　湖蓮肉

桃仁　藿香　犀角　桂貝　常山　露蜂霜

川烏煨　全蝎　北沙參　木瓜　扁豆　秋石鮮石 益藥

龍骨　玫瑰露汁霞花　代赭　延胡　川楝子

蓬朮　蒲黃　五靈脂　使君子　神曲　麥芽

砂仁　林目　鷄肫皮　芝麻　柏子仁　菊花

豆豉　山梔　益元散　降香　桑枝葉　麝香

䗪虫　熊百根粉　郁李仁　冬葵子　柴胡　公丁香

吳萸　木香　萆薢　四獸飲　鱉甲煎丸

牛黃丸

泄瀉

長夏濕勝為瀉。腹鳴溺少，腑陽不司分利，先有導濕和中。 大旨中焦宜運通，下焦宜分利，必得小溲自利，腑氣開闔，始有轉機。 要知脾胃久困濕熱，滯濁無以運行，所進穀食，其氣蒸變為濕，濕勝多成五瀉，欲使濕去，必利小便。資生丸 久病入夏，脾胃正當司令時候，脾臟宜補則健，胃腑宜疏則清，扶正氣，驅濕熱，乃消補兼施治法。 東垣謂中氣不足，溲便乃變，陽不運行，濕多成五泄矣。 氣滯為脹，濕鬱為瀉，主以分消。 病由春木正旺，中焦受尅，先泄瀉，繼以腹痛，小便不利，食不思納，皆是六腑不和所致。夫胃為陽土，肝屬陰木，腑宜通，肝宜柔宜涼，治胃必佐泄肝，制其勝也。閱方呆補，不知臟腑陰陽，故辨及之。 蓋陽明胃土已虛，厥陰肝風振動，久病而為飧泄，用甘以理胃，酸

以制肝　腸風鳴震泄利得緩又有微痛而下部緣陽氣受傷
垢滯永不清楚必以温通之劑為法　冲年遺恙先天最薄夏
秋瘧傷食少不運痞脹溏泄都是脾胃日病致虛當薄味調和
進治中法　皆脾陽困頓不克勝舉無以鼓動生生陽氣耳
清陽既微健運失司腸胃氣滯遂為洞泄　蓋脾陽微中焦聚
濕則少運腎陰衰固攝失司為瘕泄是中宜旋則運下宜封則
藏是醫藥至理議早進治中法夕用四神丸　產育十五胎下
元氣少固攝晨泄自古治腎陽自下涵蒸脾陽始得運變王氏
以食下不化為無陽凡腥膩沉着之物當忌　經云濕多成五
泄曰飧曰溏曰鶩曰濡曰滑飧泄之完穀不化濕兼風也溏泄
之腸垢污積濕兼熱也鶩溏之澄清溺白濕兼寒也濡泄之身
重軟弱濕自勝也滑泄之久下不能禁固濕勝氣脫也　因思

人身水火犹權衡也一勝則一負火勝則水負水勝則火負五泄多濕濕水同氣水之盛則火之衰也于是推少陽為三陽之樞相火寄焉風火煽胃而熟腐五穀少陰為三陰之樞龍火寓焉薰蒸臟腑而轉輸糟粕胃之納脾之輸皆火之運也　所謂讀古而不泥于古採方而執于方化裁之妙人所難能者

藿梗　砂仁　橘紅　桔梗　黄芩　杏仁
降香　厚朴　廣皮　茯苓　甘草　薏仁
豬苓　澤瀉　木瓜　滑石　檀香汁　石膏
寒水石　絲瓜葉　扁豆　查炭　麥芽　[illegible]
益智　人參　防己　生术　神曲　黄芩
川連　吳萸　白芍　針砂　蒼术　蒼术

泄瀉

烏附　半夏　青皮　黃柏　羌活　防風
升麻　柴胡　茵陳　草果　大腹皮　炮薑
肉桂　桂枝　薑汁　附子　枳實　羌活
首烏　木瓜　烏梅　訶子皮　使君子　延胡
蒼朮　麥冬　赤石脂　荷葉蒂　桑葉　丹皮
菟子　遠志　歸身尾　干薑　胡巴　地榆皮
煨葛根　製於朮　蓽撥　烏藥　象牙屑　苡仁
覆盆子　補骨脂　芡實　鹿角霜（茸）　陽起石　厚杜仲
蓯蓉　沙苑　小茴香　粟殼　巴戟天　五味子
建蓮　淮藥　禹糧石　杞子肉　飴糖　製首烏

痢

暑必挾濕傷在氣分古称滯下此滯字非停滯飲食言暑濕内
傷腑中流行阻遏而為滯矣消導升舉温補暑邪無有出路胸
痞不飢不食粘膩未已而肛門沉墜裡結三焦皆受邪熱上下
渾如兩截延為休息痢疾纏綿展轉豈旦晚驟愈之病　夏季
痢症多是濕熱食積初起宜分消其邪但肌柔白嫩乃氣虚之
質且情性畏藥只宜少與勿過　痢疾古称滯下乃是濕熱氣薄
腸胃阻閉氣分故痢仍不爽河間丹溪僉用清熱道氣者為此
補中益氣東垣成法僅僅升舉下焦清陽未能直透腸中　此
水穀氣蒸濕熱鬱于腸胃清濁交渾混忽如煩躁难鳴苦況
蓋積滯有形濕與熱本無形質耳　時令暑濕都從口鼻而受
氣鬱則營衛失于轉運必身熱無汗其邪自上以及中必循募

原致腸胃亦鬱腹痛瀉積無非濕熱所化此分消利濕則可若
以表藥則傷陽氣矣　協熱下利粘膩血水是腸胃中濕熱之
化也　江南地薄氣弱夏季食物內蘊時令熱迫內驅濕熱赤
痢入冬〻不愈皆飲食不忌之累宜淡薄滋味　思夏秋間暑濕
內着為痢軒岐稱曰滯下謂滯着氣血不獨食滯一因凡六腑
屬陽以通為用五臟皆陰藏蓄為体先瀉後痢脾傳腎則逆即
土剋水意　然必溫其陽佐以導氣逐滯欲圖扭轉机關捨此
更無他法　入冬〻為藏陽之令〻陽漸潰散而陰液枯槁渴不
多飲〻不解渴治陽必用剛藥其陰更涸矣轉展無可借箸勉
與脾腎分調脾陽動則單運腎陽靜可望藏王道固难速功捨
之体用不可險藥　腎氣丸 白术散　咳嗽瀉痢藥治相背治肺礙脾治
脾礙肺方今交冬治痢為要病人說早食相安晚食脹滿脾胃

痢

陽氣已乏勿徒消滯寒剋矣　痢後大便不寔食不健運色脉
俱是虛象此清陽失曠于中陰氣先走泄于下先理中焦再当
摂陰　自利不渴者屬太陰呃忒之來由乎胃少納穀衝氣上
逆有土敗之象勢已險篤議金匱附子粳米湯　長齋有年土
薄氣餒加以久痢少穀欲嘔脾胃之陽衰矣由夏及今半載不
痊倘忽腫脹何法施治　中下陽微嘔呃下利温中不應恐延
衰脫夫陽宜通陰宜守此闔闢不致潰散春回寒谷生氣有以
托握侯王先生之議　下利腹痛舌乾肛墜痢傷陰也　痢久
陰液消亡無以上承必唇燥舌乾奈胃関不和善噫難飢此由
陰膩柔劑所致擇其不膩滯者調之 人参 炙艸 烏梅 白芍 麦冬 茯神 痢後氣
墜都主陰傷　陰液涸則小水不通胃氣逆則厭食欲嘔此皆
痢之敗症也治以中下二焦為主議理陰煎 附子 五味 九地 白芍 炮姜 茯苓 久痢

傷腎下焦不攝　治病則夯治本為（夯音堅人用力以堅舉物）宜氣虛下陷門
戶不藏　痢經五十日來小愈則發獨見後重下墜此為氣陷
則門戶不藏亦胃弱內風乘襲議陷者舉之　陽結于上則胸
痞陰走于下則頻痢　下痢無積肛墜腸中汩汩有聲皆屬腸
風當用攝固　噤口痢乃熱氣自下衝上而犯胃口腸中傳導
乃逆阻似閉腹痛在下尤甚香連梅芍僅宣中焦未能泄下熱
燔燎若不急清陰液同歸於盡　姑明其理俟以高明備備
採（白衣蕭陽）　四十日來積少痛緩驟稱病餘解而食不下咽不知
飽飢診得脈弦形衰舌白不渴飲水日瀉數行全屬胃倒氣奪
中宮損極下關不攝穀不能消焉能承受湯藥藥味氣劣胃衰
必惡久痢久瀉務在能食古人非醒脾胃即安腎攝納（內夯音埒之意力劑少是也）
口中燥乾小水全無泉源已竭陰液無以上承痢症噤口都是

濕熱壅于胃口下元衰憊衝脈氣震高突此攻痰除魚理難投
摸矣 赤水元珠云夫痢大傷氣則白火傷血則赤濕氣勝腹
不痛熱氣勝腹則痛 此熱蘊爽束清氣陷而濁不降也 清
陽下陷濁陰上升

干薑　薑汁　川連　黄芩　人參　枳實
檳榔汁　青皮　陳皮　厚朴　木香汁　香薷
銀花　麥芽　吳萸　茯苓赤　川楝子　白芍
滑石　通草　豬苓　藿香　薏仁　菖蒲
鬱金　橘紅　木瓜　扁豆葉　黄芪　石蓮子
草決明　丹皮　竹葉心　寒水石　當歸身　烏梅

痢

半夏 蒼朮 黃柏 薄荷 桔梗 澤瀉
神曲 蘇葉 防風根 羌活 獨活 細辛
大棗 枳實 紅花 乾薑煨 白頭翁 秦皮
生地 阿膠 麦冬 女貞 黑豆衣 麦芽
罌米殼 草果 樗根皮 肉桂 官桂 白朮
陈炒乾薑 附子 益智 炒大茴 砂仁殼 公丁 禹餘糧
丁香 炒冬朮 赤石脂 粳米 熟地
五味 山藥 湖蓮 芡實 補骨脂 蓯蓉
萸肉 巴戟 盆子 山楂 射麻鹿 鹿茸
杜仲 沙苑 於朮 肉果 荷葉 牡蠣
桃仁 淡附片 杞子 川斷 豆豉 葛根

便血

便後血色紅紫兼有成塊而下論理是少陰腎臟失司固攝而陽明胃脉但開無合矣從未治臟以通為補　嗔怒動肝絡血乃下按之痛減為虛矣肝木上升必犯胃口遂脹欲嘔清陽下陷門户失職致裏急便血參术炮姜辛甘溫煖乃太陰脾藥焉能和及肝胃丹溪云上升之氣自肝而出自覺冷者非真冷也

凡有痔疾最多下血今因嗔怒先腹滿隨瀉血向來糞前近日便後風木鬱于土中氣滯為膨氣走為瀉議理中湯泄木佐之　脉小左數便實下血乃肝絡熱傷血不自寧每夜參芪歸桂甘辛溫煖助于相火寄藏肝胆火隨風翔上蒙清空鼻塞頭暈嗆咳不已一悞再悞遂患中厥夫下虛上實陰傷陽浮胃乃一足之理（鮮生地　元參　丹皮　連翹心　竹葉　川斛）嗽血已止糞中見紅中焦之熱下移腸

胃屬腑止血亦屬易事花甲以外年岁衰殺入下則底下元衰
矣　内經以陰絡傷則血内溢蓋緣陽氣雄攝動臟絡懸血之
所雖得小愈而神采爪甲不榮猶是血脱之色肛墜仍甚治在
脾腎以脾爲握血之司腎主攝納之權故也　此症臟陰爲寒
腑陽爲熱　瘀血必結在絡、反腸胃而後乃下此一定之理
平昔勞形奔馳寒暄飢飽致傷苟能安逸身心瘀不復聚不然
年餘再瀉、不治　温補未能通調腑氣疎泄反損脾胃之陽
此脾營先傷胃陽繼困　糞前爲近血大腸　糞後爲遠血肝　脾
營不能統血腎營不能固血藏　藏陰爲寒　腑陽爲熱
傷陰致使血所作

川連　苦參　烏梅　白芍　廣皮　升麻

蒼朮　荊芥炭　菊花炭　駐車丸　地榆　槐米

於朮　白朮　茯苓　茯神　澤瀉　桑皮

丹皮　半夏　龍薈丸　細生地　銀花　丹參

穞豆衣　柿餅炭　石斛　元參　天冬　樗根皮（炒）

五茄皮　炒黍米　禹粮石　赤石脂　木瓜　炮薑

炮姜　艾叶　煅牡蠣　煅龍骨　人參　附子

防風　益智　歸尾　葛根　神曲　姜

棗　側柏葉　黑梔　穀芽　麥芽　枳殼

查炭　連翹　竹葉　鮮生地　牛膝　虎潛丸

羊肉膠　真武丸　杏仁　冬葵子　五味　芡實

蓮肉　絲子　蒲黃　巴戟　補骨脂　胡桃肉　遠志

便血

大茴 鹿茸 鹿角霜 鹿角膠 柏子仁霜 生地
韭子 山药 龍骨 龜版 知母 杞子
豬脊髓 杜仲 吳茱萸 沙苑 旋覆 新絳
青葱管 桃仁 澤蘭 卷柏 大腹皮 黃柏
肉桂

脫肛

濕熱皆主傷氣，氣下陷墜肛而痛。瀉溺後陰囊筋牽着於肛，其痛爲甚。夫厥陰肝脉遶陰，按脉濡弱，決非疎泄。主治議進陷者舉之，從東垣補中益氣湯。　肛翻純紅，血不但脾弱氣陷，下焦之陰亦不攝固，面色唇爪已無善色，此益氣乃一定成法，攝陰亦不可少。然幼稚補藥須佐宣通，以易虛易實之體也。　經云下者舉之，徐之才曰澀可去脫，皆治脫肛之法也。　血虛便燥氣虛故脫肛

人參　川連　歸身　白芍　炙草　廣皮
石蓮　烏梅　白朮　五味　生地　黃柏
茯苓神　遠志　杜仲　山藥　補骨脂　小茴
陽起石　禹餘石　赤石脂　鹿茸　桑螵蛸　炒升麻
班龍丸

痿

色蒼脉寔体質强壯雖年踰四旬氣元充旺詢知平日善飲酒醴甘肥此釀成湿火蘊結下焦今少腹微腫硬二便澀滯自覺少腹氣脹上冲兩足沉重艱于步履腿股皮中甚熱即內經云湿熱不攘大筋緛短小筋弛長緛短為拘弛長為痿也　內經論治痿獨取陽明無非流通胃氣盖胃主乎束筋骨利机關竅也議用加味湯溫胆湯　頭目口鼻喎邪繼而足痿此邪風入絡所致　五旬又四陽氣日薄陽明脉絡空乏不司束筋骨以流利机關肩痛肢麻頭目如蒙行動痿弱無力此下虛上實絡熱內風拂起当入夏陽升為甚燥湿利痰必不應病議清營熱以熄內風　自稱壯年失血遺精兩次今月四肢痿癈不得轉動指節亦不能屈曲凡天地間冬主收藏夏主發泄內損多年不

復元陽以振奮所致　但下焦之病多屬精血受傷　久病宜通任督通摂兼施　亦与古賢四斤金剛健步諸法互參　痿弱不耐步趨　常似酸楚　大便或結或溏　都屬肝腎為病　然益下必佐宣通脈絡　乃正治之法　倘徒呆補　恐季夏濕熱還擾　須為預理　痿躄在下　肝腎病多　但久病非速攻　莫計效遲為可愈疾　寢食如常　似宜日遲　語言出声舌欲牽强　手足痿弱不堪動作　是之肝腎內損　衝及奇經諸脈乃痿痺之症　未能驟期速功　右肢跗足無力如痿　交子夜咳多喉嗽　帶下且頻　是衝脈虛虛浮火上升　能咳嗽清熱　夫衝為血海　隸于陽明　女科八脈奇經最要　內經論之女子五七年始陽明日衰　今交七七將絶年歲　脈絡少氣　故見病治病　膚淺之見　愚意通陽摂陰以實奇脈　不必繕治　薛氏加八味丸二兩　勻七服　淡鹽湯送下　經云肺熱葉焦　則生痿躄

議以通納之法端是涵養生真冀下元之陽八脈之氣收者收通者通庶乎近理　脈左沉小右弦兩足腿膝痠爽無力不腫脹剖頸轟然熱其痠從湧出味鹹出腎虛收納少權督脈不司約束陰火上從內風齊煽久延痿厥況病痛根在下通奇脈以收拾散越之陰陽為法

褒

生□烏　雄羊腎

玉竹　大沙參　地骨皮　麥冬　桑葉　建麯

花粉　黑穞　苦百合　甜杏仁　赤小豆　通艸

茵蔯　黃柏　蠶沙　生蒼朮　寒水石　黃芩

萆薢　川楝子　穿山甲　防己　檉柳汁　膽星

青黛　豆卷　滑石　犀角　羊片　元參

細生地　川斛　鉤勾　天麻　蓯蓉　熟地

杞子肉　川膝　遠志　菖蒲　當歸尾　羊肉膠

鎖陽　菊花炭　青鹽　骨脂　巴戟　柏子仁

牛膝　蒺藜　木瓜　鹿角霜　菟絲子　小茴

金毛狗脊　山藥　五味　萸肉　絲子　杜仲

大茴　韭子　盆子　韭汁浸丸　羊骨髓　豬脊髓

線魚膠　沙苑子　龜版　虎骨　鹿茸　麝香

痺

痺

風濕客邪留于經絡上下四肢流走而痛邪行觸犯不拘一處古稱周痹且數十年之久豈區區湯散可效凡新邪宜急散宿邪宜緩攻　大凡邪中于經為痹邪中于絡為痿　風濕化熱著于經脈腫痛游走病者行痹世俗呼為歷節風是也　雖似濕甚生熱例治通陽宣行以通脈絡生氣周流亦却病之義也

風濕腫痹舉世皆以客邪宜散愈治愈劇不明先曰勞病內傷也蓋邪之所湊其氣必虛參术益氣佐以風藥氣壯托出其邪痛斯止矣　身半已上屬陽風濕雨露從上而受流入經絡與氣血交混遂為痹痛經月來外邪已變火化攻散諸法不能取效急宜宣通清解毋使布及流注　濕盛生熱生痰漸之痿痹之狀乃陽明經虛遂為癱瘓不拘左屬血右屬氣也余醫

云經熱則痺絡熱則痿今痛處治在氣分風濕化熱蓋于經
絡身痺痛舌乳咽燥津液不得升降營衛不肯宣通怕陷中
痿　脈數右大濕漸化熱灼及經絡氣血交阻而為痺痛陽邪
主動自為遊走陽動化風肉腠浮腫俗謂白虎歷節之称　經
云傷于濕者下先受之　濕熱混處血絡之中搜逐甚難此由
濕痺之症失治延為痿廢沉疴矣三年病根非藥能愈　初
病濕熱在經久則瘀熱入絡　從來痺症每以風寒濕三氣雜
感主治召恙之不同由乎暑暍外加之濕熱水穀內蘊之濕熱
外來之邪著于經絡內受之邪著于腑絡故辛解汗出熱痛不
減余以急清陽明而致小愈病中復反者口鼻復吸暑熱也是
病後宜薄味使陽明氣爽斯清陽流行不息肢節脈絡舒通而
痺痿之根盡拔至若溫補而圖速效又非壯盛所宜　知風居

痹

于内治以甘寒之品去其甘味不傷胃也　所謂上焦屬氣下焦屬血耳　内經以在淫風清必用甘寒　然隧道深遠藥餌未易奏功佐以艾灸冀得效靈　辛以走竄宣通經隧塞結氣留之濕可卻病之能事補虛之益大凡藥餌先由中宫以補諸經中焦為營氣之本營氣失養轉旋自鈍然攻病必藉藥氣之偏如朝夕全改豈是去疾務盡之道況乎暮夜進藥豈止一貼　穀食養生不取一生藥餌偏勝蓋可久服　風則陽受之痹則陰受之　經云三氣雜至合而為痹　又云風勝為行痹寒勝為痛痹濕勝為著痹以及骨痹筋痹脈痹肌痹皮痹之義可知痹病一症純偏受一氣足以致之也　愚見以為營分宜養氣分宜通通之氣利則營得和調亦可歸　陽明多氣多血氣滯則血亦滯　氣虛不克平木營虛不能養筋所致

痺

桂枝　片姜黄　羚羊角　海桐皮　花粉　蒺藜

全蝎　蜣螂虫　地龍　穿山甲　蜂房　川烏

射香　乳香　杏仁　滑石　石膏　川萆薢

防己　苡仁　通草　黄芪　防風　白术

茯苓神　炙草　當歸身尾　白芍　蒼耳　牛膝

仙靈脾　鹿角膠　金毛狗脊　羌活　沙苑　細辛

菟絲　姜皮　紫菀　鬱金　山栀　桑枝

獨活　蚕沙　桑皮　威靈仙　蒼术　附子

澤瀉　杞子　油松節　川芎　檀香泥　白茄根

杜仲　秦艽　炮干姜　肉桂　姜汁　鹿茸　鹿角霜

小茴　煨姜　南棗　人參　枇杷　五味

池菊炭　黄菊　黄柏　太子參　連翹　寒菊葉

犀角　金銀花　寒水石　木通　茅术　秦艽

鈎勾　製白殭蠶　石斛霍金　細生地　阿膠　龜版膠

穭豆衣　糯根　茵陳　厚朴　竹油　麻仁

鮮生地　丹皮　元參　野薔薇　丹參　姜黃

白芥子　枳實　川連　菉豆皮　梨汁　北沙參

麥冬　川貝母　穀芽　秋石　天冬　桃仁

紅花　烏附　柏子仁　活磁石　首烏　鹿角膠

桑椹子　[illegible]常山　芝麻

痙厥

痙厥

先目喎吐腹痛隨即昏迷此氣火痰上蒙心神為厥先用烏梅擦牙令牙關得開然後用藥（玉金丹三分）又 若厥由下焦陰液枯涸衝氣上逆為厥設用鹹以降血逆血因順陰（生地 元參 龜膠 阿膠 淡菜 牡蠣）以经云煩勞則張精絕辟積于夏令人煎厥夫勞動陽氣弛張則陰精不司留戀乎陽雖冬藏蕭蕭故曰絕積之已久逢夏季陽氣開泄五志大動生風若煎熬者然此為暈厥耳治法以清心益腎使肝胆相火內風不為鼻起然必薄味靜養為穩 腎厥由背脊而升發時手足逆冷口吐涎沫喉如刀刺蓋足少陰經脈上循喉嚨挾舌本陰濁自下上犯必循經而至啟許学士椒附意通陽以泄濁陰耳 腎厥氣逆玉秘（玉真丸二十粒） 膻中虛心竅受蒙 溫邪內陷津液被劫厥陽挾內風上逆遂致痙厥 神氣

精竭脈衰厥靜五液交涸風陽尚動消液救〻莫燎法補和陽
去熱用藥全以甘寒津液來復可望向安　是熱結聚于裏三
焦交阻上則神呆不語牙關不開下則少腹衝氣小溲不利邪
結皆無形之熱閉塞漸有痙厥之狀昨大便既下而現此象豈
是〻結滯以芳香宣竅通解在裡蘊丸紫雪丹一錢水化勻三服　肝陽化風上
冒為厥風陽內爍脂液涸而作痛此非實症剛燥忌用　面青
頭痛動搖手足搐搦牽掣驚悸惱怒痛從肝起如飢求食晝夜
無寐都是肝風盤旋鼓舞漸為痛厥此乃五志之病　仲景云
治厥宜下〻之利不止者死所不下降之藥皆可以厥但不可
破散再傷陰陽耳　況炎中並多混陽以素虛厥陰未柔尚鼓
而上胜用事風木與陽俱升逆奔胃而厥此乎昔積勞內因與
外邪無涉　空如經來衝脈自動〻則陽升內風遶旋不息為

痙厥

蓋厥者，厥陽所盡，胃失降，厥陰並肝氣橫，風陽上冒，清空神迷，診竅似阻，皆入夜大作，發熱之徵，本虛表實，先理其實，議用局方龍薈丸，純苦直降，引湯飲留連腸胃之比每服三錢 診厥後脈之病，犯胃為嘔逆，腹痛乃其例也 內經治肝不應，當取陽明制其偏也 凡陰涸必絕，譬諸油盡燈熖，忽明忽昏，撲然息矣，先聖先賢注世成法，未敢湊藥欺人常因人亂一秘 厥者從下逆上之象也，痙者，必有風強之狀也，取以二字要之並言 木失水涵，勝者不為，肝陽上亢，勢不可遏，童孫若此，頗為棘手 陰虧生熱，肝火易起，未免厥勢復至，但堅守其心液之本，必益中其旨姑易方以應命

細生地烊　阿膠　出山鉛　珍珠米　元參　龜版

淡菜　蚌水　人參　麥冬　川石斛　新會皮

粳米　佩蘭　連翹　竹葉油　知母　白芍　附子　干姜
川斛　胡蘆　陳皮　茯苓神　姜煨　犀角　竺黄　丹參
黄芩　菖蒲　麝香　冰片　野赤豆皮　苦參　川連
黄柏　山栀　牡蠣　生地　石決　遠志　磁石　木瓜
鷄子黄　天冬　石膏　甘草　銀花　杏仁　川貝　牛膝
小麦　活鱉甲　青黛　猪脊髓　羊骨髓　桂枝　川椒子
當歸　烏梅　淡童便　羚羊角　小茴香　吳萸
延胡　枳實　龍骨　秦皮　南棗　石决明
煨蓮子　黑豆皮　秋石　荳蔻　鹿角霜　柏子霜
杞子　丹皮　胆星　人乳　玉竹　紫石英
川楝　紫雪丹　至寶丹　牛黄丸　益元散

驚

驚

經云驚則傷膽恐則傷腎大凡可畏之事猝然而至者謂之驚若從容而至者可以宛轉思維謂之恐是驚急而恐緩也　陰傷則血不營筋液傷則脈弛沸濇　甘涼清內熱柔潤熄肝風

心中若烟霧噯則氣散少頃則聚易驚恐畏懼嘔逆不渴　因述難鳴若洗瀉後之陰虛藥劫陰之前議和胃不應主以鎮之攝之

驟驚陽逆暴厥爲肝膽病晝則心悸是陽動夜則氣墜屬陰虛用收固腎肝不效

因驚外觸則心神怯形迷已經肢厥冷汗怕動徵其怯理虛

氣逆陽泄

痰火阻竅

臟燥陽浮

肝腎陰虛陽浮

桂枝　黄芪　人參　龍骨　牡蠣　建蘭根汁

姜汁　金汁　茯苓　麥冬　菖蒲　炙甘艸

南棗　淮麥　天冬　白芍　生地　萸肉

西洋　童溺

癲癇

神呆脈沉因驚恐以致癇痴語言不甚明了此痰火阻于靈竅深戒酒肉厚味靜以養之經年可愈 動而驚觸乃外加擾內致五志陽越莫制古人集癲癇狂辨以陽併于陰陰併于陽互異今以陽逆狂亂非苦藥之降未能清其神識也 古霹靂散三

痰病已成癇痰難愈 平昔操持身心皆動非真驚恐情志內傷漸漸神志恍惚有似癇癲其病不在一臟矣醫藥中之情致抑二十年來從未有一名色多在然約旨總以陰陽逆偏為宗評凡動皆陽當宗靜以生陰是也議陽乘于孔臟陰不安斂損頭面久進不效家務見聞必宜屏絕百日為期 內經曰重陽者狂重陰者癲癇與癲其原則同也 狂則少臥不飢妄言妄笑甚則上屋踰垣其候多躁而常醒 癲則或歌或哭如醉如

痴甚至不知穢潔，其候多靜而常昏。癇則發作無時，卒然昏仆，筋脈瘈瘲，口中作聲，後人因其聲似，分馬癇、牛癇、豬癇、羊癇、雞癇五名，其候證則而已。

勞心太過　風陽上亢　火升心腎不交　肝膽陽升　木火升血滯　陽氣升竅閉阻

川連　茯苓　山梔　枳實　橘紅　膽星　菖蒲　遠志
竹節白附子　竺黃　鬱金　茯神　羊片　連翹　鈎藤
天麻　雞子黃　阿膠　黃柏　白芍　米楷　犀角　元參
半夏　人參　棗仁　丹參　天冬　麥冬　生地　柏子仁
桂枝　丹皮　茺蔚子　胡黃連　琥珀　龜甲　竹葉　燈心
木通　黃連　茯苓　濂珠　香附　龍骨　萸肉　五味
金箔

衄

衄

血行清道從鼻而出古名曰衄与濁道之吐咯者不同。清道即指至高之分由山根以上睛明之次而來也　但衄之為患總由乎火升為六淫之变化内因五志之掀騰氣血日為錯乱陰陽為之相乘天人交感之于是衄症變候分矣　熱傷陽絡鼻衄時作　熱傷陽絡則鼻衄傷乎陰絡則便紅　金匱云從春至夏衄者太陽從秋至冬衄者陽明　内经曰太陽為開陽明為闔春夏乃開之义而衄者屬太陽秋冬乃闔之义而衄者屬陽明

連翹　元參　苦參　山梔皮　杏仁　鬱金
丹皮　赤芍　茅花　熟地　知母　石膏
牛膝　犀角　丹參　生地鮮　川斛　阿膠
天冬　麥冬　淡菜　白芍　茯苓神　山藥
人參　萸肉　湖蓮　芡實　補骨脂　銀花
石決明　龜版　澤瀉　黃柏　扁豆　沙參
粳米　人中白　白龍灰　鮮荷葉汁　炒黑側柏葉

疝

內經。任脉為病，男子內結七疝，女子帶下瘕聚。同為奇經主之。故跡從訣方，能治氣寒，參朮升補，僅治中虛下陷。脉右弦

金鈴散 左潘當臍痛連少腹，已屬瘕聚乃形，嘔吐黃濁，大便艱解不通

合朱南陽法 若患疝瘕々乃年，痛甚積職，惟臥著依不持移，有痛乃加，此屬

肝氣疝瘕，辛香流通，所謂通則不痛耳。 動氣疝瘕，遶臍日々

乃年男子精氣不充，是下焦損傷，溫補勿過剛燥。 久々勞怒

肝木內震，腸中少腹皆肝脉游行之所，氣怒聚為脹聚，久結形

為瘕疝。情懷憂鬱，未不能痊，以內起情志，不尚草木微功耳

七疝在肝，內經謂衝脉為病，但衝脉隸于陽明，肝木必乘克胃

土。 肝体本剛，相火內寄，一派辛熱燥藥餌，以剛濟剛，竟不缺

於之處，必從乎濁擾，用朱南陽法。 濕熱下注，久則囊腫形堅

疝

下焦血多氣少，故秋法中忌用溫攻論治腎之藥，豈不用惜哉

病名曰疝，疝分爲七，暴疝多寒，久疝多熱，治氣痛緩急通下

以卻病根，只因下焦乃深遠之鄉，氣血混昔，學者不知矣。癰不離

乎肝膽，疝不外乎肝病

生鹿茸 鹿角霜 當歸 菟絲子 沙苑子 桂枝尖
小茴香 從蓉 杞子 安息香 茯苓 川楝子
穿山甲 炮黑烏 橘核 乳香 桃仁 延胡
川連 吳萸 青木香 青菊葉 郁李仁 山查肉
葱白汁 杜牛膝根 柏子仁 韭白汁 西豆炭 青皮汁
牡蠣 澤瀉 獨活 防己 補骨脂 胡桃肉
青鹽 羊肉腎 紅棗 烏附 山藥 炮黑附子
干姜 豬胆汁 肉桂 韭根皮 人參 川椒
胡芦巴 龍胆艸 黃柏 蘆薈 知母 細辛
慈石 海金沙 猪苓 通艸 木瓜汁 川芎
炙艸 生姜 羊肉膠 冬葵子 萆薢 丹皮
黃芪 全蝎 黑大豆

疝

頭痛

高年氣血皆虛，新涼上受，經脈不和，腦後筋掣牽痛，倏起倏靜，乃陽風之邪，議用輕散清散輕劑。痛在頭左腦後，厥陽風木上觸。　暑風濕熱混于上竅，津液無以運行，凝滯遂頭痛舌強乳涸，治宜清散。　血虛陽浮為頭痛，授說就涼則安，遇暖必頭痛，筋掣牽外，以摩揩可緩。大凡肝風陽擾，胃絡必虛。　今心中乳煩火焚，頭中若震動，痛忽冷忽熱，無非陰陽之逆。　頭形象天，义不受濁，今久痛有高突之狀，似屬客邪蒙閉清華氣血。　思身半以上屬陽，而元首更為陽中之陽，大凡陽氣先虛，清邪上入，氣血瘀痺，不痛連不息，法當宣通清陽，勿事表散，以艾焫灸法或治

連翹　元参　桑葉　丹皮　山梔皮　荷葉梗け

蘆根　羚羊角　夏枯艸　野菊葉　苦丁茶　蔓荊子

菊花　杏仁　木通　白芷　黄芩　杞子

首烏　柏子仁　茯神　黒豆衣　細生地大　白芍

厚朴　石膏　甘艸　滑石　牡蠣　阿膠

人参　天冬　麦冬　小麦　北沙参　南棗

半夏　細辛　[illegible]　全蝎　姜汁　川芎

当帰　蜂房　大力子　葛根　赤芍

心痛

厥心痛一症古人辨論甚多且精矣茲不復贅但厥心痛與胃脘痛情狀似一而虛實另別世人因内經胃脘當心而痛一語往往混而視之不知厥心痛為五臟之氣厥而入心胞絡而胃實與焉則心痛與胃痛不得不然分一門　重按痛勢稍衰乃一派苦心勞劫傷營絡是急心痛症若上引泥丸則大危矣議用金匱法　脈細數嗣因被驚心下漾漾作痛

心痛

鈎勾 丹皮 鹿角 當歸鬚 姜汁 安雄

柏仁 半夏 良姜 片姜黃 生蒼术 公丁香柄

草果 厚朴 人參 桂枝 川椒 炙艸

白蔻

胃脘痛

病在厥陰，怭乘陽明胃土，久延肝木愈橫，法當辛酸兩和厥陰體用。

胃痛久而屢發，必有凝痰聚瘀，老年氣衰，病發日重，乃邪正勢不兩立也。用藥之理，遠柔用剛。嘉言謂能變胃而不受胃變，開得上關，再商治法。此下空白

古人謂通則不痛，胸中部位最高，治在氣分。

肝厥胃痛，兼有痰飲，只因性用芪朮人參，固守中焦，痰氣阻閉，致痛極痞脹，更醫但知理氣使降，不知氣閉熱自內生，是不中竅。前方當以苦降辛通為法，已得效驗，況酸味亦屬火化，以河間法。金鈴子散

老年勞動，肝陽直犯胃絡。

診脈弦澀，胃痛遶背，穀食減，為心下痛，久則液枯氣結成格。

臟病經數載，已入胃絡，姑與辛通法。

始于傷陰，繼則陽損，脘痛似乎拘束，食物遲則不運，當理中焦，健運二陽，通補為劑，守

補則瘳　素多善怒陽氣窒痹嘗飲酒湯飲下咽汗出殘水胃脘痛痹已經三載漸延噎膈先与通陽徹飲俾陽氣得宣庶可向安　久有胃痛更加勞力致絡中血瘀經氣逆其患總在絡脈中痹窒耳醫藥或攻裡或攻表置病不理宜乎無效形瘦清減用緩逐其瘀一法　詠蓋皆能開氣辟滌為窩究是宋灋食物食已脘痞痛脹乃清氣之阻諒脈小濇舌白粘膩當理氣以開腠胸中　所云初病在經久病入絡以經主氣絡主血則可知其治氣治血之當然也　古有薤白之歎謂薤最滑最不能留其氣辛則通其體則降滑仲景用以主胸痹不舒之痛瓜蔞苦潤豁痰陷胸湯以之開結半夏自陽以和陰茯苓淡滲桂枝辛甘輕揚載之不急下趨走以攻病所姜汁生用能通中交和薑以通神明去穢惡也

胃痛

川楝子 延胡 半夏曲 茯苓 山梔 香附汁
烏藥 橘紅 干姜 川連 人參 枳實皮光
姜汁渣 吳萸 良姜 川烏 蒲黃 杏仁
厚朴 姜皮上 薤白汁 豆豉 白蔻 歸鬚
鬱金 白芍 石決明 阿膠 生地 杞子
寄生 川斛 廣皮白 麥冬 粳米 桂枝
新絳 白芥子 茯苓 苡仁 桑葉 丹皮
桂枝 附子 遠志 煨姜 蓽撥 草果
炙草 南棗 益智 穀芽 檀香汁 紅荷葉
紅豆蔻 代赭石 川楝 五靈脂 韭白汁 蘇木
桃仁 琥珀 茺蔚子 紅棗 查炭 枇杷葉
降香汁 蜣螂蟲 炙䗪蟲 炒黑蜀漆

脇痛

脇痛

勞怒肝陽動左脇悶〻腹中微痛診脈弦搏左甚當先用苦辛
痛淺漸起遂及右脇胃之絡脈受傷故得食自緩但每痛發必
由下午黃昏為陽氣漸衰而來是以取乎辛溫通絡矣　噯噫
動肝〻氣逆旬日左季脇痛難以轉側此絡脈瘀痺隱〻見紅之
事靜調勿勞可愈　由虛里痛起左脇下堅滿脹及臍右大便
澀滞不爽用緩攻法（小溫中丸）痛已便難液耗風動為祕議用東
垣通幽法（當歸 桃仁 柏子仁 火麻仁 郁李仁 杞子肉 紅花）　痛在脇肋遊走不一　久病血瘀
〻從下法究不分經絡但忽寒忽熱宜乎無效　診脈動而
虛左部小弱左脇疼痛〻勢上引得食稍安此皆操持太甚損
及營絡五志之陽動擾不息嗌乾舌燥心悸久痛津液致傷
症固虛甚但參朮歸芪補方未能治此絡病內經肝病不越三

法辛散以理用，後從以柔用，甘緩以益用，宜辛甘潤溫之補。蓋肝為剛臟，必柔以濟之，自臻效驗耳。脇痛一症，多屬少陽厥陰。傷寒脇痛，皆在少陽膽經，以脇居少陽之部；雜症脇痛，皆屬厥陰肝經，以肝脈布于脇肋。

橘葉　香附　生鱉甲　生首　川連　夏枯草　黃芩
橘紅　川楝子　茯神　姜渣　牡蠣　白芍　山梔
降香汁　川貝母　蔻仁　廣皮　蒺藜　當歸　肉桂
金石斛　枇杷葉　杏仁　甘草　鈎勾　桂枝　小茴
丁香皮　炮姜　蓽撥　吳萸　蒲黃　歸須　澤蘭
干姜　大棗　延胡　良姜　桃仁　五加皮　丹皮
桑葉　火麻仁　松子肉　旋覆　青葱管　乳香　豬脂
柏子仁　郁李仁　紅花　新絳　山甲片　沒藥　阿膠
小生地　杞子肉　天冬　黃菊　片姜黃　白芍　桑枝
桂圓　青鹽　人參　參三七　龍骨

腹痛

腹痛

腹處乎中，痛因非一，須知其無形及有形之患，而主治之機宜，已先得其要矣。所謂無形為患者，如寒凝火鬱，氣阻營虛，及夏秋暑濕痧穢之類是也。所謂有形為患者，如蓄血食滯，癥瘕蛔蟯內疝，及平素偏好成積之類是也。

狄 胃陽阻遏，中焦氣机不宣，腹痛脘痹，當用苦辛，以通降兼以疎泄。

小便自利，大便黑色，當臍腹痛十五年，歲發日甚，脈來沉而結澀，此肆動傷及肝脾之絡，致血故瘀，番勞役動怒，宿病乃發，目今冬深閉藏，忌用攻下，議用辛通潤血，所謂通則不痛。

毛 久腹脹，減食，微痛，是皆傷在氣分，東垣每謂和脾胃，疏泄肝木，最為近理。芝芒升之

補及脹滿，血藥皆左。

腹痛久則入絡，衝脈之陽失常

薏仁　桔梗　山藥　豆豉　半夏　廣皮白

桂枝　茯苓　款冬　香附　青皮　小茴

煨姜　姜汁　白朮　肉桂　草果　川楝子

延胡　厚朴　蘇梗　藿香　杏仁　萊菔子

吳萸　良姜　附子　智仁　川芎　當歸

五靈脂　木香　白芍　桃仁　甲片　龜甲

阿魏丸　大黃　枳實　烏藥　秦[illegible]　南星

牡蠣　人參　橘核　穀芽　李根東行皮

肩臂背痛

肩臂背痛

迩日天冷驟診脉左忽現芤濇痛時筋攣遶掣耳後此營虛脉絡失養風動筋急前法清絡涼剂不應營虛不受辛香宜以傚東垣舒筋湯意 當歸 黄芪 片姜黄 桂枝 防風 生於术 加活絡丹一丸

痛起肩胛漸入環跳髀膝是為絡虛 右脇肢痛引肩男子血虛風動病在肝形脉不足以柔药温養 高年陽明氣乏肩胛痛難屈伸法当理胃陽通補

凡衝氣攻痛從背而上者係督脉主病治在少陰從腹而上者治在厥陰係衝任主病或填補陽明此治病之宗旨也 内經論諸痛皆屬寒 時當冬臘口鼻吸受寒冷阻氣隨之流行痛自胸引及背甚則手足厥冷口宜兩通氣血主治

當歸　茯苓皮　片薑黃　桂枝　防風根　活絡丹
防己　五加皮　茯苓神　苡仁　蒺藜　羌活
於朮　桑枝　杞子肉　羊脬　天麻　菊花
首烏　三角胡麻　柏子仁　海桐皮　豨薟草　川朴
附子　遠志　干薑　烏梅　川連　細辛
黃柏　川楝子　白芍　延胡　香附　橘紅
吳萸　烏藥　紅花　人參　棗仁　毛鹿角　鹿角霜
炙草　杜仲　沙苑　青鹽　絲子　龍骨

腰腿足痛

腰腿足痛

今年腰膝久痛牽引少腹兩足不堪步履奇經之脈隸于肝腎為多　痛着右腿身前肌肉不腫必在筋骨且入夜分勢篤邪留于陰間已偏墜治從肝經　兩足皮膜撫之則痛由厥陰犯陽明胃歟瘀致脈弦而數治當疏泄　腰者腎之腑腎與膀胱為表裏在外為太陽在內屬少陰又為衝任督帶之要会則腰痛一症不得不以腎為主病然有內因外因不內外因之別旧有五辨一曰陽虛不足少陰腎衰二曰風痺風寒濕着腰痛三曰勞役傷腎四曰墜墮損傷五曰寢卧濕地其說已詳

防己　蚕沙　滑石　茯苓神皮　杏仁　厚朴
草果　萆薢　桂枝尖　苡仁　沙苑　小茴
桑寄生　杞子　杜仲　當歸　五加皮　牛膝
青鹽　炙草　煨薑　大棗　胡桃　鹿角霜
鹿茸　肉桂　柏子仁　石膏　寒水石　威靈仙
麻黃　仙靈脾　獨活　白茄根　油松節　甲片
細辛　地龍　吳萸　附子　川楝子　延胡
青皮　山栀　桃仁　橘紅　杏皮　川斛
蒺藜　生羊腰子　金毛狗脊

諸痛

上氣海在膻中下氣海在丹田也

絡虛則痛有年色脉衰奪原非香莚劫散可效醫當不明治絡之
法則愈治愈穷矣此旋覆花湯之變制也夫覆花之鹹降加鹿
上升方中惟有葱管通下[illegible]俱[illegible]行以絡中[illegible]
角到矣　積傷入絡氣血皆瘀則流行失司所謂痛則不通也
大病當以緩攻不致重損　但辛香破氣忌進宗仲景肝着之
病用金匱旋覆花湯法　初受寒濕久則化熱深入陰分必暮
夜痛甚醫用和血驅風焉能直入陰分議用東垣滋腎丸搜其
深藏伏邪　脉數而細忽痛必熱腫且痛未來逆速思五行六
氣之流行最速莫如火風高年脂液久耗人身之氣必左升右
降相火寄于肝龍火起於腎並從陰發越本乎根蒂先虧內之
藏納之職失司矣每日服東垣滋腎丸三々　秋石湯送以瀉陰
中伏熱　病後精采未復多言傷氣行走動筋謂之勞復當與

諸痛

甘温和養氣血下焦痛肝腎素虚也　故諸痛之症大凡曰于寒者十之七八曰于熱者不至十之二三而已如欲辨其寒熱但審其痛處或喜寒惡熱或喜熱惡寒斯可得其情矣　在内者考内景圖在外者觀經絡圖其十二經游行之部位手之三陰從臟走手手之三陽從手走頭足之三陽從頭走足足之三陰從足走腹

旋覆花　鈎藤　青葱管　桃仁　歸身尾　桂枝
鹿，　阿魏丸　檳榔末　小茴　甲片　蒺藜
片姜黄　冰片　韭白汁　茯苓神　柏子仁　遠志
豆豉　黄芩　鬱金　川楝子　延胡　桂員
肉桂
白薇　川斛　桑寄生　杞子　沙苑

耳

耳

先起咳嗽繼而耳聤腫痛延綿旬日不愈此係厥陰鬱熱觸入風溫未經清理外因傷及陰分少陽相火陡起故入暮厥痛愈劇當先清降再議育陰（聤音庭耳出惡水）

因大声叫喊致右耳失聰想外觸驚氣內應肝胆々々脉絡耳震動其火風之威亦能昔而阻竅治在少陽是食腥湯

腎開竅于耳心亦寄竅于耳心腎兩虧肝陽亢逆故陰精走泄陽不內依是以耳鳴時閉但病在心腎不原實由于昔々則肝陽獨亢今胆火上炎清晨服丸药以補心腎午服湯药以清少陽以胆経亦絡于耳也

係老失聰治在心腎邪干竅閉治在胆経蓋耳為清空之竅清陽交会流行之所一受風熱火鬱之邪与水衰火實腎虚氣厥者皆能失聰腎竅開耳胆絡脉亦附于耳在本經病治在心腎邪干竅閉

治在胆乃定例也　耳内流膿昔人謂之腎疳

薄荷　馬勃　桔梗　連翹　杏仁　通草

苦丁茶　野菊葉　金銀花　生菉豆皮　川象貝　荷葉梗

益元散　山梔皮　羊片　石膏　元參　牛蒡

甘菊　茯苓　夏枯草　蔓荊子　滑石　竹葉

沙參　六一散　丹皮　桑葉　香附　青蒿葉

熟地　麦冬　龜板　牡蠣　白芍　北味

建蓮　磁石　茯神　沉香　辰砂　女貞

赤苓　甘草　厚朴　黄皮　木通　防已

鎖陽　牛膝　遠志　秋石　萸肉　澤瀉

淮藥

目

風溫上犯目赤脉左弦宜用辛以散之　秋風化燥上焦受邪
目赤珠痛　戒飲濁酒減十四果可加穀近日竟夕艱寐目珠赤
痛陽升不交于陰暫倣妙香散　春動氣火暨遶目眦〇高年苦
辛難進　形面風腫〇目起星是氣中熱　肝火上昇目眦紅腫
　當夏形懶不耐大氣發泄入冬兩目無光精華無以收藏〇凡五
臟精華〇皆聚于目失藏失聚內乏生真不獨一臟之損當用養
營湯　瞳神散大左偏形痛先損左目星瘴頻春動陽升化風
劫傷血液使然法當兼補肝腎　故目之病不盡陰虧〇亦
可得之陽虧

桑葉　夏枯草　連翹　川決明　赤芍　浮萍

生甘草　茯神　赤苓　桑白皮　穭豆衣　薄荷

黄芩　山栀　青菊葉　苦丁茶　桑皮　穀精草

望月砂　苡仁　通草　羊片　香附　丹皮

川貝　小生地　小胡麻　金石斛[1]　半夏曲　橘紅

大腹皮　廣皮　姜皮　當歸　桂枝　黄芪

白芍　煨姜　南棗　杞子　荆芥　首烏

石決明　柏子仁　蒺藜　血代　桑椹子　沙苑

女貞　青鹽　麥冬　蓮肉　五味　山藥

生神曲　防風　蔓荆子　牛蒡　琥珀　珠參

胆草　川連　犀角　大黄　朱砂　蒙花

木賊草

鼻

鼻

頭面諸竅皆清陽遊行之所邪處于中則為堵塞陽氣不司流行必畏寒形頹內痺鬱而成熱有鼻柱觸暖矣論理當用通陽散。遠參江外倉猝就診不可輕投用輕可去實　熱壅肺氣失降鼻柱窒痺　素有瘦火氣逆喜令地中陽升。木火化風。上引巔頂腦熱由清竅以泄越耳鳴鼻淵甚于左者素有肝膽氣火自左而升也宜清熱散苦辛涼逆于頭面主治　性情躁詰陽動太過氣火上升苦于隧竅由春深病加失于條達之性。經言春氣病在頭也考五行六氣迅速變化莫若火風腦熱暗泄而為鼻淵隧道失和結成瘰癧夫東垣升陽散火丹溪從治諸法。咸取苦辛為法。然藥乃片時之效欲得久安以怡悅心志為要旨耳　陰精不足。腦髓不固。鼻淵淋下。並不腥穢暖天稍止。

遇冷更甚，乃為血證顯然，服白天真丸

苦丁茶　荷葉　蔓荊子　連翹　滑石　白芷
知母　川貝　象貝　藜蘆　天冬　淡菜
山梔　豬脊筋　羚羊角　青菊葉　夏枯叶　昆布
海藻　川芎　香附　鬱金　人參　黄芪
白朮　山藥　茯苓　當歸　羊肉　辛夷

牙

牙病不外乎風火蟲虛此但言乎痛也乎他如牙宣牙挺牙菌牙疳牙癰穿牙毒骨槽風走馬牙疳之類皆由于濕火熱毒蘊結牙牀須分上下二齒辨明手足陽明及少陰之異又當察乎專科而任之 陰虧者質溫氣上蒸齒痛迭及形虛者 用玉女煎

火暴巔頂屬厥陰上結核腮腫 脈細數上下係屬陰虛內熱

牙癰後頰車穴閉口不能張乎病在筋絡藥餌難效擦進宣通絡痺之

治風火蟲牙疼方 荊芥 防風 假石膏 丹皮 生地 青皮 甘草 各等

上正四牙疼屬心經加黃連麥冬 下正四牙疼屬腎經加知母黃柏

上左三牙疼屬胃經加川芎白芷 下左三牙疼屬脾經加白朮白芍

上右三牙疼屬命門經加當歸黃芩 下右三牙疼屬大腸經加木通車前

上右尽二三牙疼屬胆經加羌活胆草 下左尽二三牙疼屬肝經加柴胡梔子

上右尽三牙疼屬大腸加大黄枳壳　下右尽三牙疼屬肺經加桑皮黄芩

右方以前味藥爲主，推牙〻疼者，即照前方加添，各治本經之藥。疼

輕者吃一劑，如〻重者，疼重三劑，照此味爲末，每服三錢，飯

後隨引對症服。如滿口背疼不能療者，〻此味藥加丹皮服之。

牙齦紫黑立效。

犀角　羚羊角　元參　知母　甘草　連翹

山梔　銀花　薄荷　黑豆皮　人中白　旱蓮草

川斛　牡蠣　蜂房　寒水石　桂枝尖　天麻

丹皮　鉤勾　蘆根　滑石　西瓜翠衣　綠豆皮

玉女煎

咽喉

內經云一陰一陽結謂之喉痺一陰者手少陰君火心主之脈氣也一陽者手少陽相火三焦之脈氣也 風火上郁咽痛頭脹宜用辛涼 右脈弦數咽痛脘悶陰虧體質不耐辛溫當以輕藥暫清上焦 素病陰氣走泄為主秋暑燥令上受以致咽喉腫痺上竅都蒙日暮昏燥陰傷日熾肌膚柔白氣分不足此醫藥難宜涼解清上但不可犯及中下 上焦之病都屬氣分 腎液不收肝陽上越巔腦流涕咽喉微痛 陰陽交虛之兩偏斜 陰損三年不復入夏咽痛拒納寒涼清咽反加泄瀉則知龍相上騰若電光火灼雖傾盆暴雨不能撲滅必身中陰陽協和方息此竹木無情難効久年陰仿仲景少陰咽痛用豬膚湯主之 陰涸于下陽熾于上為少陰喉痛乃損怯之末事矣 同少陰

之脈循喉嚨挾舌本是之地

薄荷　連翹　射干　牛蒡子　馬勃　綠荳皮

滑石　桑皮葉　杏仁以　沙參　川貝母　元參

西瓜翠衣　川斛　百部　枇杷葉　蘆根　地骨皮

花粉　糯稻根須　雞子白　杏仁　北沙參　麥冬

甘草　黃芩　竹葉　山梔　橘紅　銀花

兜鈴　通草　白前　桔梗　生地　蓮肉

陳皮　澤瀉　茯苓神　淮藥　牛膝　車前

五味　小生地　天冬　阿膠　雞子黃　牛膏

羊膏　豬膏三錢　柿霜湯　鹿角膠　人參　白芍

小麥

瘡瘍

瘡瘍

瘡痍四肢偏多，夏入秋　此陽明胃陰日虚致耗　形面身半以上常有瘡疱之形，此乃陽明脈絡内留濕熱，若能療氣吸入空然食物中毒　然久病必入血絡，熱則久瘡不愈矣　身瘦久瘡血分有熱，精通之年最宜安養脈衰能有病　脈未濡滑久瘡變幻未罷，且有衝陽踈豁不耐寒喧，初受之邪不解混交氣血浸淫，僅在陽分肌腠之患，議升舉一法，氣壯斯風濕盡驅

瘡由于濕久而變熱，壅于經隧，變現瘡疾疥癬，已屬風濕之毒，混在氣血之中，邪正混交，搜逐難驅，四肢為甚，姑從陽明升降法　風熱既久未解，化成瘡瘍，當以和血驅風　初病濕熱在經，久則瘀熱入絡，膿瘍日多未已，漸至筋骨熱痛，宜遠云經熱則痹，絡熱則瘍，數年宿病，勿事速攻　踝結善怒，氣火結癭

爍金為痛，血耗化風，氣阻痺塞，則腹鳴脘脹，苟能開懷歡暢，不能向安。

乳房結核，是少陽之結也，證係氣亂血七情所攻之，能易怨產之月，乃年壞為瘍症耳。

乳房為少陽脈絡經行之所，此經氣血皆少，由情懷失暢而氣血暮痺，乃形而痛，當治在絡。

回嗔怨失血以來，致頸項左右筋瘤痛連背部，此屬暮傷氣血，經脈流行失司，已經百日不痊，竟乃流注潰膿延綿之累，治在少陽之明。

脈左數實，是血絡乃熱，是風濕氣外加，遂發疹塊壅腫搔癢，是屬是瘍。

納食主胃，運化主脾，瘤瘍痛擾，臥床不得展舒，臟腑氣机呆鈍，何據外科守定成法，芪术歸地，不能補托氣血，反壅滯于裡，出納之權交失，且是之危，乃水穀濕氣下墜，而致結于足厥陰手陽明之界，若陽虛不為，尽驅精補托以冀生濺養賊，殆甚焉能濟事。

膿血去多，痛猶未息，乃經脈絡脈

之中氣血流行失暢 潰瘍不合或漏膿液滲出必傷絡空隙
内風暗動 津液不升舌焦黑不喜飲 全是錮結在裡所作
内癰之象 部位臍左之上 内應乎肝 癰之壅也 而結必入乎絡
吐瘀口氣皆臭 内癰已見一斑矣 臍傍紫黑光厥後血少
腹痛如刀刮 二便皆澀 兩足筋縮弓腳癃之患 皆由陰虧于
下小水不涵木肝既失養 縱自失和 左升右降之間 于是痰凝積之
而不化乎勞傷甚則勝寒失滿肝火益熾 氣火互併以相搏擊

連翹 犀角 赤芍 大黄生酒煨 荊芥 片薑黄 銀花
丹皮 茯苓 川芎 當歸頭 澤蘭 羚羊角 大豆卷
首烏 虎骨 蛤沙 川斷鹽 蟬蛻 柏子仁 穭豆衣
黄柏 半夏 粳米 苡仁 生姜皮 茯苓神皮 萆薢 茅膏
澤瀉 丹參 地丁 茺蔚子 紫葉 防風 地膚子

瘡瘍

木通 桑葉 甘草炙 小生地 杏仁 棗肉 佩蘭葉
白芍 人參 黃金汁 地骨皮 黃芪 防己 白蘚皮
升麻 滑石 冬瓜子 夏枯草 牛蒡 蟬衣 青菊葉
元參 竹葉 川貝土 兩頭尖 芦根 馬勃 白芥子
薄荷 黑梔 香附汁 赤豆皮 牡蠣 厚朴 川楝子
神曲 鉤藤 蔞皮仁 寒水石 昆布 海藻 大腹皮
柴胡 青蒿 代赭石 降真末 桑枝 桂枝 槐米
木瓜 白术 熟地 玉竹 棗仁 遠志 五味
蒺藜 烏梅 川楝 三七 桃仁 新絳 紫菀
薤白 小茴 山甲 青葱 通草 於术 象牙末
生白蠟

調經

調經

鬱傷肝脾 暑曰懷抱不暢 肢節血不和 逍遙散　十三年不孕

育后中幻病 俱一病人述經期遲至 未期預先三日 周身筋骨

脈絡牽掣痠楚 不得舒展 凡女人月水諸絡之血 必彙集血海

而下 血海者 即衝脈也 男子藏精 女子繫胞 不孕 經不調 衝脈

病也 腹為陰 陰虛生熱 肢背為陽 陽虛生寒 究竟全是產後不復

之虛損 或見病治病之誤 焉能身不育 淹淹之累 肝血陰虛 木

火內寄 古人溫養下焦 必佐涼肝堅陰 勿執經後期為氣滯亂

投破氣剛藥 劫陰 河車膠 生地 杞子 沙苑 生杜仲 白薇 香麦 茯柏 烏鰂 益母草　八脈隸乎肝腎 一身

綱維 八脈乏束固之司 陰弱內熱 陽微外寒矣 督脊常痛 經來

愆期 血海漸涸 久延虛怯 情景已露 逍遙散　顯是肝腎至陰

損傷 八脈不為約束　陰弱內熱 經水愆期 小生地 阿膠 白芍 杞子 天冬 茯苓 桂圓 雄烏骨雞 茺蔚子 歸身 右味用羊當汁童便同熬膏加蜜

室女經水不調先後無一来期必先腹痛較之平日為重飲食
大減始于初交入秋下焦常冷腹鳴忽泻忽結究脉察色是居
室易于青怒肝氣偏横胃先受戕而奇經衝任蹻維諸脉皆肝
胃所隸脉不循序流行氣血日加阻痺失治必結瘕聚癥瘕之
累　經閉兩月脘痺嘔惡此氣室不宣胃陽碍鈍使然当用和
中為主　古者謂先經斷而後腫脹者治在血分　大凡痞滿
在氣猶未在血腹脹經水仍來大便溏泄曰單氣分病也下之
暫愈氣復結也繼而腹脹經水不來氣與血病也病能轉劇議
中滿分消方法　居經三月痞悶膨脹妊娠脉象現詢知勞碌
致病必属脾胃陽傷中氣愈餒衝脉之血貯注洵可知矣　經
閉已可十餘月腹漸膨全属氣血凝滞若不經通病何以去
經閉腹脹漸成蠱　内損情怀少暢能偏寒偏熱　以攻病方

經閉腹脹漸成蠱　內損情懷少暢能痛處條達否以攻病為
中溫養氣血以使條達能回虛損者之謂調攝與養為宜勿徒
恃藥繼此可進養營法　病起經阻形容日瘦嘈雜刺肌心腹
常熱此乃悲惋離愁內損而成勞陰臟受傷陽脈不流難治之
症也必得怡悅情懷經來可挽但通經敗血斷不可用　乳血勞
病百脈枯槁漸至危篤十月間診脈一次當面告辭余能慎之
緊流不肯回循慢了　漸熱經阻脈來弦數是血被寒之致變蒸
斷乎流行之機即為乳血癆瘵能小差也　沖年天癸未至書
陽升動寒熱衄血平昔溺後腹痛耳目昏聰此先天質薄陰虛
難充易虧最多倒經之慮　緣情懷抑鬱熱自內起厥陰風木
化火陽明後削日迫氣血內蒸血海少炉烘烘延及乳血癆瘵
試以上清心竅以通神下滌奇脈以通經　琥珀末　菖蒲汁　丹參　丹皮　辰砂為衣　且之
必藏陰內損致于八脈不形之血既去無形之氣撤旋　天癸當已

河車膠丸　人參　熟地　小生地　杞子　沙苑　杜仲
白薇　黃柏　阿膠　麥冬　牡蠣　天冬　烏骨雞
茺蔚子　川貝　桂圓　青蒿汁　童便　川芎　當歸須
半夏曲　肉桂　艾炭　小薊　茯苓　香附　山查炭
益母膏　黃芪　桂枝　白芍　冬朮　南棗　紅棗
飴糖　川連　川楝子　橘紅　柴胡　黃芩　鬱金
藕枝　神曲　蓯蓉　豬脊脂　鹿角霜　紫石英　厚朴
蒼朮　吳萸　薑汁　知母　丹皮　花粉　鱉甲
澤蘭　赤芍　丹參　柏子仁　延胡　青皮汁　枳殼
三稜　莪朮　牛膝　葱白汁　湖蓮　烏藥　炮薑
黑梔　炮薑　鈎勾　荔枝　熟附　桃仁　橘葉
降香末　廣皮　益智　煨薑　川斛　砂仁　大腹皮
白朮　於朮　椒目　豆衣　豬苓　澤瀉　雞內金
防己　杏仁　冬葵子　西黃霜　洋參　棗仁　洋杜牛膝根
大黃炭　沉香汁　粳米　雞子黃　小麥　遠志　火麻仁
蘇子

淋帶

溫邪劫陰帶下火升胸痞脉小數　帶淋日久脂液垂涸奇脉俱傷營衛不偏內風自動則中焦寒熱浮腫腹膨爲寒爲熱矣皆以鹹緩和陰　舌光赤帶下如注頭眩身熱此五液走泄陽浮熱蒸當用攝劑　崩帶淋濁陰從下走暈厥汗出陽從上冒逢穀雨暴崩血身中陰陽不相接續怕延虛脫戌亥時爲剛肝腎病治　血液去則臟陰失守神不內附致目中妄見非鬼祟也當先鎮陽神爲主　醫人不曉八脉之理但指其虛則如桂附柔以地味皆非奇經治法　經漏成帶下焦畏冷眩暈肝臟陽升八脉空乏　淋帶痕泄液耗必陰傷此參附姜桂劫陰不效而膠地陰柔亦不能效蓋脉隧氣散不攝陰藥沉降徒擾其滑耳必引之收之固之震靈丹意通則達下濇則固下惟其

不受補者補之是之法効多矣　帶下者由濕痰流注于帶脉而下濁液故曰帶下婦人多有之赤者屬血兼虛者兼火治之白者屬濕兼虛兼痰治之年久不止補脾胃兼升提大抵瘦人多火肥人多痰最宜分辨白帶白濁白淫三者相似而迥然各別白帶者時常流出清冷稠粘此下元虛損也白濁者濁隨小便而来渾濁如泔此胃中濁氣滲入膀胱也白淫者常在小便之後而来亦不多此男精不攝滑而自出也至于淋症由腎虛膀胱積熱所致腎虛則小便數膀胱熱則小便澀淋分氣血砂膏勞五者之殊皆屬濕熱氣淋為病小便澀滯常有餘瀝不盡血淋為病遇熱即發甚則溺血痛者為血淋不痛者為尿血砂淋為病陰莖中有砂石而痛溺不得卒出砂出痛止是也膏淋為病溺濁如膏收精結者為砂精結散者為膏又煮海水為鹽之

為病淋瀝如膏狀精出[illegible]

義勞淋遇勞即發痛引氣衝大約常病惟此方可之淋濁男女

俱可　諺云鴛鴦繡出從君看莫把金針度與人　若求金針情

度金覓業某搜尋

小生地　阿膠　牡蠣　川斛　小麥　茯苓神
人參　桂枝　桑螵蛸　杜仲　白芍　樗根皮
黃柏　烏骨雞　天冬　白薇　川斷　湖蓮
沙苑　遠志　當歸身　鹿角霜　杞子　蓯蓉
柏子仁　郁李仁　熟地　川貝母　芡實　山藥
萸肉　龍骨　五味　建蓮　烏賊骨　紫石英
炙草　鹿茸　絲子　補骨脂　餘糧丨　小茴
首烏　甘菊炭　紅棗　河車　三角胡麻

崩漏

◦崩漏兩年先有帶下始而半月發病今交季每交申正午漏
必甚思慮中年為陽中之陰陰之虛陽動衝脈任脈皆動下焦隄防
約束夫奇經肝腎主司為多而衝隸于陽明陽明久虛脈不固
攝乃開其闔矣醫但以濇劑圖旦夕苟安未及奇經論病宜亮毫
芒一劑 海螵蛸 鮑魚 茜草 紫石英 石蓮 烏賊骨 丸　衝任二脈損傷經漏經年不痊形
瘦膚乾畏冷由陰氣走乎陽位益氣以培生陽溫攝以固下真

經漏十二年五液皆涸衝任不用冬令稍安交季病加心搖
動腹中熱腰膝跗骨皆熱此皆枯槁日甚方書謂暴崩宜溫久
崩宜清以血去陰耗耳　天癸當止之年經來淋漓不斷乃陰
衰陽動　夫衝脈隸于陽明陽明氣行乎身前陽明脈空陽越衝
脈陰火升舉當宗丹溪補陰丸 加增 分兩 下焦未得平益臟中先已

崩漏

受戕　坤土陽和旋轉春得中流砥柱　重症之尤勿得忽視

停經三月下漏成塊少腹脹痛議通和奇脈　病屬下焦肝腎肉損延及衝任奇脈遂致經漏淋漓脊膂痠弱脈絡交空乏終身不得孕育之可　心痛如飢口吐膩涎濁沫值經來甚多因驚動肝陽化內風形厥之象治以鹹苦佐以微辛使入陰和陽　經漏成帶年餘醫療無功乃衝任皆帶受病古稱久帶久崩宜清視乎係豈髓虛陽年久虧與內經血脫爲治烏鰂之丸絕之丹丸思經水必調跳之血貯于血海而下乎不致崩決淋漓也任脈謂之担任帶脈爲之約束剛維蹻脈之擁護督脈以總督乎統攝今者但以衝脈之動而血下諸脈皆失乎司症固是矣日餘補陽不應未達奇經之理耳　後賢爲暴崩暴漏宜溫宜補久漏久崩宜清宜通正與聖經相符　想脂液久涉陰不內守陽

崩漏

氣浮越衛怯少固密氣外乘 芪朮呆守歸艾辛温守則氣壅
辛則陽動皆不知變化之旨 此番經後帶下仍以前案申説
已著丸劑當可通揖衡任恪守之然必勿但外束寧陰易衛内
因勞頓難保余謂之相為此害者 古云崩中日久為白帶漏
下多時骨髓枯由脂液蕩盡致形骸枯槁遂為瘵疾矣 實則
困身拘束無附然纍口乳 論云崩如山冢崒崩言其血之横
決莫制也 漏如漏卮難塞言其血之漫無隄防也 經云陰在内
陽之守也 氣得之以和 神得之以安 毛髮得之以潤 經脉得之
以行 身形之中不可斯須離也 血去過多則諸病叢取生矣
是血大去陰氣不生固守陽孤然偶泛越

人參 茯苓神 木瓜 烏梅 赤石脂 餘糧石 當歸身
白芍 菊冬朵 多葉 柏仁 淮小麥 生炒地 桑寄枝
黃芩 沙苑子 蓮藕 黃芪 杞子 樗根皮 海螵蛸
炮薑 萆卜 絲子 石蓮肉 茯苓 川斛 石英
青鹽 羊腎 蘄艾 鹿角霜 炮薑 桂心枝 阿膠
楝子 鷄子黃 川連 川芎 麥冬 人中白 龜甲心
鎖陽 鹿茸 女貞 旱蓮 龍骨 桑螵蛸 山查
地榆 天冬 人乳粉 棗仁 知母 山藥 洋河車膠
杜仲 於术 香附 小茴 苦參 牡蠣 桑寄生
秋石 三角胡麻 豆衣 黑湘蓮 附子 理中湯 斑龍丸
生脈散

胎前

孕胎兩三月，是肝主。左脉弦滑流動，乃為妊象。血液僅之養胎，其陽升擊上焦，易燥喉嗆心嘈，皆液虧陽亢。今不飢不食，含是胃病。況懷孕五月，胎氣正吸脾胃真氣，津液重傷，致令咳逆。先夏後熱，咳嗆是春月風溫肺病，風為陽邪，溫漸變熱，客氣著人，即日時氣懷妊，九月足少陰腎脈養胎，上受熱氣，肺痺喘急，消渴胸滿，便溺不爽，皆肺與大腸為表裡之現症，狀若論芪芎歸草溫參朮守補，內桂況兼辛熱，皆胎前忌，致大熱煩悶，勞身危殆。議以清肺之急，潤肺之燥，俾胎得寧，則安。去病身安，自為不補之補。古人先治其實，實者邪也。沙參、知母、烊化、花粉、阿膠、天冬。腹中不和，胎氣易上冲之患。詢知病起情懷抑鬱，由氣鬱化熱，如內經五志過極，皆從火化，就懷妊惡阻，按法之才逐月安養，亦在足少陽經，宜取清熱養胎。況肝胆相火內寄，非涼劑莫以和平。古人治病以補救偏，毋畏虛以貽患。　血液護胎尚且不固，心中如飢空洞，食不能納，況又戰慄嘔逆。凡內外搖動，却是動胎。若漏下而胎病外感，麻桂硝黃等劑，必加四物，是治病保胎第一要法。　腰痛見紅為胎漏欲墮。　血下，須胎未傷，獨參攝動。暈厥嘔逆，腹滿，少腹硬，二便窒塞不通，此皆有形有質之阻著，不急為攻治，濁瘀上冒，必致敗壞。徹下和血，獨散產〔川芎　當歸〕〔芒硝　茺蔚子　大腹皮　青皮　黑豆皮　四生具〕　懷妊八月，子腫腹墜，宜氣虛弱補劑，必須理氣，預為臨產之算。

胎前

一 足厥陰脈養之

三 手厥陰脈養之

五 足太陰脈養之

七 手太陰脈養之

九 足少陰脈養之

二 足少陽脈養之

四 手少陽脈養之

六 足陽明脈養之

八 手陽明脈養之

十 足太陽脈養之

細子芩 知母 藿梗 砂仁 橘紅 當歸身 白芍
白术 青蒿 川楝子 蔞皮 竹茹 半夏曲 姜汁
人參 阿膠 川芎 寄生 桑葉 貝 地骨皮
桔梗 廣皮 山梔 甘草 鮮地 茯苓神 扁豆
元參 麥冬 木瓜 大生地 天冬 石斛金 蓮子肉
麻仁 鈎勾 半夏 桂枝 杞子 枳實殼 羊脛骨
牛蒡 連翹 杏仁 花粉 菊花 牡蠣 鹿角霜
首烏 川貝 豆衣 附子 於术 [illegible] 柏子仁
沙苑 小茴 白附 烏梅 山藥 青蒿 絲棉灰
黄柏 銀花 山查 降香 紋銀 苧絲 糯米
艾炭 芒硝 青皮 茺蔚子 大腹皮

產後

產後驟參附急救是挽陽固氣之法但損在陰分丕致痛汗出
煩渴乃陽氣上冒凡用汗則傷陽辛香則傷陰俱於新產昇冒
之治道宜讀吾仲景法而不悖意為是耕之于後々之孔壯擇也 牡蠣 小生地
阿膠 香豉 新產陰氣下泄陽氣上冒日晡至戌亥陽明胃衰厥陰
茺蔚子 肝橫肝血無藏氣衝擾膈致心中格拒氣干膻中神乱昏譫若
惡露衝心則死矣焉有天明再醒之理之理。回生丹酸苦直達
下焦血分用过不应諒非瘀痺想初由汗淋发热凡外感風邪
之滞汗解此热昏乱即仲景之新產鬱冒也倘失治必四肢牽
掣如驚似風癇則危矣議亡陽汗出譫語例用救逆法 龍骨 牡蠣 小麦 甘草
桂枝 棗肉 兩法皆救下元虛損無以杜八脈無氣把握之果下泄漏不止
夢魂跌仆至經旨下虛則夢墜也議鎮固奇脈方 丁夜寒戰

產後

鼓慄寒〻剝津〻微熱　豈紙虛寒熱歟未清　產後下焦陰虧奇脈不固陽浮乃升風動則飧泄噎膈雜液損泄消渴骨熱治在肝腎靜藥固攝（熟地　湖蓮　芡實　五味　茯神　山藥　女貞　旱蓮）一岁の氣之交夜吞發泄為甚凡產后一陰初復未及充盈恰當產期為陰氣未充先泄暑熱乘隙內侵正如內經最虛之處便是客邪之處矣產科未明此旨徒曉產後逐瘀成藥苦辛破血津液愈劫所伏暑熱無由而驅六氣客邪內迫臟腑漸漸昏蒙內閉攻熱害正養正邪留藥難立方況治幼讀仲景攄聖之摩訓惟育陰而以除熱況半暑必傷氣人參飛益氣之聖藥乎大隊陰藥佐以人參識為陰分益氣之法服之熱即壘壘而起惡露緩緩而下扶正卻邪並行不悖今穀食已安諸恙反覆難成易虧之陰須安養以望圖功備加情志感觸輕則奇損帶淋重則髓枯蓐損莫道曾言之不詳也

產後

雄烏骨雞 人參 烊地 柏子仁 天冬 麦冬 阿膠 建蓮 茯神 熬膏

坐蓐過勞驚恐交迫真陰既傷經年不復目暗昏花煩動熱升皆腎陰不得自充何以涵養肝木厥作眩暈陽擾肝風直上芳劑則當靜藥填陰佐強以收攝 宅熱時作經旨不痊且產後病起陽維為病所發 當歸桂枝湯

經旨謂陽維脈病苦寒熱陰維脈病苦心痛下損及胃食物日減然產傷先傷真陰忌用桂附之剛溫煦陰中之陽能入奇經者宜之 人參 鹿茸 紫石英 當歸 茯苓 補骨脂

產後百日內右脇下少腹痛堅脹絡空無血氣乘於中乃結聚癥瘕之纍（累）延及交成脹滿經水不轉成大病矣 當歸 小茴 柏仁 桂心 牛膝 山查

閱病原產後陰虛液虧加以平時嗔怒陽氣易升致血不寧奇脈衝任少貯帶淋暗帶等恙

蓐損八脈經水不來常下頻頻 頻多產後下焦先虛繼及中宮乃血液脂膏之涸桂附熱燥 燥烈溫藥是温養之義非溫熱之謂 人參 河車 鹿茸 鹿角霜 當歸身 茯苓 紫石英

產後必病陰虛可知　衝任傷皆常損皆由產時勞怖理難復元因損下真虛理當脉治非背膠但腹痛膨脹若徒固補不以通瘀恐滯脹腫大意陽宜通陰宜固氣舉形羸和養脉絡乃正治之法病様多端紛紛錯治難以立方矣　實喘屬肺虛喘屬腎產後下虛最多痰飲易于上泛喘嗽食減為浮腫脹喘不得臥之憂不可小視　小產後惡露淋漓營血內虧厥陽由是鼓動形脹耳鳴心中洞然病在下焦矣　金匱要略云新產婦人有三病一者病痙二者病鬱冒三者大便難　景岳云產後既有表邪不得不解既有火邪不得不清既有內傷停滯不得不開通消導不可偏執

產後

山查 延胡 鬱金 赤芍 牛膝 香附 童便 益母草

丹參 橘紅 川貝 花粉 姜汁 丹皮 蘇木 小生地

紅花 桃仁 柏仁 茯神 參 澤蘭 川斷 首烏 生 當歸 身 尾

阿膠 牡蠣 生 雞子黃 茺蔚子 桂枝 淮藥 炒 荷葉 生龍骨 煅

南棗 人參 棗仁 麥冬 烏梅 知母 杞子 桑螵蛸

遠志 附子 白芍 豆衣 車前 桃仁 肉桂 黑湘蓮

蘇子 小薊 桂心 廣皮 杜仲 石斛 金 熟地 紫石英

湖蓮 五味 芡實 山藥 白芨 旱蓮 扁豆 鹿角霜

甘蔗汁 川芎 艾葉 澤瀉 於术 厚朴 烊膠 五靈脂

雄烏骨雞 羊肉膠 大腹皮 天冬 竹葉 銀花 元參

連翹 鱉甲 青蒿 黃芩 杏仁 麻仁 蘇子 枝 人尿

龜甲心 豬膽汁 萸肉 磁石 菊花 炭 薑黃 河車 北沙參

鹿角霜膠茸　秋石　補骨脂　羊腰子　旱蓮　韭白

兩頭尖　黃柏　半夏　丁香皮　鹿茸　巴戟　甘菊

沙苑　韭子　白朮　胡蘆巴　良姜　木香　枳實

羚羊角　防己　苡仁　陳蒲黃　蒼朮　烏藥　草果

海桐皮　黃芪　蓬朮　川烏　肉果　神曲　蔻仁

桂枝　馬骨　天麻　木瓜　萆薢　石膏　紫菀

桑皮　蘆根　通草　豆卷　黍米　犀角　地骨皮

赤石脂　菖蒲　桂圓　鉤勾　鐵落　辰砂　牛黃

苦丁茶　菊葉

癥瘕

久痛在絡營中之氣結聚成瘕　辛潤通絡成形瘀濁吐出然瘀濁必下行為順上湧雖安恐其復聚仍宜緩通以去瘀注於為治其取況降急攻謂恐其多令人傷陽耳　氣血滯絡脘痛經阻　非辛香何以入絡苦溫可以通降　肝逆犯胃辛絡屢滯　經言衝脈為病男子內疝女子瘕聚　其傷液涸陽升痛脹　已屬痼疾治必其效　肝其犯胃脘中瘕聚　其傷液涸陽升痛脹　痛久在絡凝聚成形仍屬經病議用河間法　金鈴子散犯胃莫如肝治肝正救胃　夫癥者徵也血食凝阻有形可徵一定而不移瘕者假也臟氣結聚無形成瘕推之而可動　肺氣窒則氣滯不行清氣散則濁氣結為瘕

青葱管白　新絳　歸尾身　桃仁　蒺藜　茯苓　柏子仁
茺蔚子　桂枝　香附汁　小茴　人參　肉桂　紫石英
川楝子　吴萸　姜汁　羊肉　白芍　薏苡　青菊葉
延胡　黄芩　降香汁　山查　烏藥　青皮　蓬术
半夏　厚朴　艾　棗　山梔　蘆薈　胡黄連
鷄肫皮　川連　干姜　川楝　烏梅　川芎　牡蠣
鹿角霜　白芥子　杜仲　生地　阿膠　豆衣　橘紅葉
良姜　麦芽　香橼皮　橘核　韭白　炙草　砂仁殼
兩頭尖　鱉甲　豆豉　穿甲　白术　廣皮　澤蘭膏

熱入血室

熱入血室

故熱入血室全還乃五法第一條主小柴胡因寒熱而用准經
水適斷急提少陽之邪勿令下陷為最　第二條傷寒發熱經
水適來已現晝明夜則譫語見鬼恐人誤認陽明實病故乃無
犯胃氣及上二焦之戒　第三條中風寒熱經水適來七八日
除遲身冷涼胸脇滿如結胸狀譫語無熱無表症全露熱入血
室之候自當急刺期門使人當知針力比藥力尤捷　第四條
陽明病下血譫語但頭汗出亦為熱入血室亦刺期門汗出而
愈仲景無能推廣其義教人當知通變　第五條明其一症而
可別因為寒凝痰瘀上脘昏冒不知當先化其痰後除其熱等
語所謂急者先除也　温邪初發經水即來寒熱耳聾乾嘔煩
渴飲見症已屬熱入血室前證並見咳嗽脈數舌白為温邪在肺

用辛涼輕劑而煩渴愈甚，然見熱深。十三日不解，不獨氣分受病，況係質素虛，面色暗滯，恐熱邪陷痙厥。三日前已經發痙，五液暗耗，內風掀旋，豈得視為渺小之恙。議用玉女煎兩清氣血邪熱，仍寓救陰之義。　陰虧于下，邪戀于上，脈氣不通，肝火易炎，熱動擾絡，恐入血室。　夫衝為血海，統于陽明，隸于肝腎，總由衝經熱熾。

竹葉　白芍　多汁　人參　麥冬　生地

丹皮　製軍　桃仁　澤蘭　人中白

通用套句

如瞽目者失杖而行，冥昧而不知也　前輩成法一無可遵　余
此竟無别法　豈張至危至急　仍用前方增損以清息病机
危險何辭　須按某法但某科未讀方書焉得心究其理
然乎否乎　後宜緩養兼宜温補　圖治良难收功不易　延
遲歲令　方可好者　動則甚静則止　旦夕可圖也　然
希圖翻轉机関恐难即奏駿功　能速功可圖之意也　希圖
挽法　無他道也　無暇論及　不可妄動　是佳兆也　自
表至裏勢不肯復　若可舒波　病家若此敢諉不敝　可陰
陽不易接續之象　補偏救弊頗難斟酌盡善，擬方于左　冀
乎或可轉机　冀于風波不起為幸　陰陽恐可離決之勢
豈云小恙乎　變症可难于捉摸者　氣息奄奄　如此病情日篤

通套

西山之象 履霜堅冰至豈可不未雨而綢繆乎 亦緣未識
以待一哭 然勝之五慕杏論意 相与有年知己惟此一人
宜直坐視務以挽回為妙 病淹日久形如乱丝雖已績述
於筆危之 此之筆自張 此為可以相生之治 先天不足理證皆
心

同治閼逢困敦歲寅皋月中浣錄

程文波錄

留雲妙訣一卷

〔清〕王鳳侶編輯

清抄本

留雲妙訣一卷

本書爲中醫臨證綜合類醫書。卷端題『江左琛山王鳳侶留雲叟編輯』。王鳳侶，生平不詳。本書前半部分以十八首七言歌括概括記載小兒諸證推拿部位、手法及五臟與面部五色關係，後列辨看五行訣、十二拿法、辨兒死症等歌訣，以及幼科第一方北斗甘露散等。本書後半部分詳述難産、凍死、眼中胬肉、耳後出血、鼻血不止、咽喉生瘡等病證治方。

留雲妙訣

目錄

留雲妙訣 七言十八首

江左琛山王鳳侶留雲叟編輯

嬰兒十指梢冷氷　便是驚風體不寍
中指梢頭熱似火　傷寒夾食定然真
醫將三指按兒額　感冒風寒熱不停
病兒額冷風裹食　必須操揑頻然輕
小兒被駭起驚風　多掐中指心脾同
大便閉滯有熱積　推拿肚角即寬鬆
口噴臭氣心經熱　馬過天河運化功

上入洪池下入掌
神醫秘授法無窮
顖門二十四推拿
髮際眉心向上蒼
九數陰陽分額角
天庭遂掐至承漿
傷寒推向三關穴
臟腑專推六腑涼
六腑推三關應一
腑三關入細端詳
啼哭聲由肺內哀
無聲肺絕真哀哉
多因痰嗽聲難出
總是醫家妙法裁
病入膏肓攻無益
重推腑前穴能排

不愁痰築聲難息　灸艾通神聖化來
人間發汗待如何　六腑三關用手措
再揑心經勞宮穴　汗多能指莫蹉跎
水瀉痢疾神仙訣　脾土重揉肚角摩
虎口側推五指節　頻使寒熱病輕扶
要問嬰兒咳嗽聲　多推脾土自然輕
離宮起運乾宮止　左右分推妙訣真
胸膈頻寬摩八卦　踈通臟腑氣調匀

四横紋路重揉捏
百位由來頂穴心
樸前仰後歪斜視
腹痛難當蕉瀉血
艾灸臍中鬼眼穴
病在脾家食不貪
大脾指向旋推轉
頭痛腹痛勞宮穴

六腑五經病即宜
此中一穴貫通心
艾壮三九抵萬金
摇頭張口及無聲
病兒痛患即安神
重摩艮震勝仙傳
脾土初傷推即安
揉外勞宮病即寬

兒病醫家何處尋　眉頭感戲哭聲含
小兒不食即驚駭　脾土多推喜笑來
乳食雖增人瘦弱　屈指補脾稱心懷
熱盛心迷病欲痴　天河水引上洪池
往上清之往下補　家傳妙訣治嬰孩
若還小便紅蕪治　腎水橫紋用手排
掌中水底撩明月　六腑生凉病即除
兒身臟腑風寒熾　吾問醫家何處施

揉動外劳将指屈　黄蜂入洞不可遲
揉捏嬰兒指節紋　有風驚不知因駭
若還人事難踈醒　二度精威對穴擒
胆傷口苦兒啼哭　醫法還将脾土分
大腸側推至虎口　能止瀉痢體然輕
白睛青色有肝風　鼻破生瘡肺熱攻
準営紫黄紅白燥　醫推脾土即寬鬆
必以伏龍肝煎飲　男女同治法無窮

望兒面色須灵變　一錯陰陽病見凶
眼播即搖小天心　望上須將下搖平
若是雙眸低看地　天心上搖即回睛
右眼扯口相連結　實犯肝風不用尋
若還牽左脾痰疾　大指全退痰脾盈
腎水居中上下關　風来焉不作波瀾
雙眸原属家肝木　枝動因風起病根
七日三天黄眼色　臍風肝火重揉關

留雲訣

9

燈火十三恩最大　仙醫留妙訣非凡
大寒大熱病遲〻　只要天門入虎口
黃蜂入洞決無辭　更清水底撈明月
冷氣冷痰何處施　氣順添津血液滋
揉動外勞宮揔位　扶嬰化育號仙師
病兒虛實在眼睛　面部詳觀氣色新
寒凉温凉分確實　三關六腑定五行
病在七惡虛言治　參透其中望聞深

穴道分明惟手法　醫理精妙定通神
要見推拿病即輕　當時莫道藥無灵
醫家定要元宵火　非火焉能定得驚
若要推拿須下午　推拿切莫在清晨
叮嚀几句無他意　恐笑先生訣不真
吾今絶習妙推拿　食指三關仔細查
用藥莫怠揉莫錯　慧心慎謹定無差
須辨赤白青黃色　生死相關看准他

得能枯木回春法　　紫府仙傳濟世家

辨看五行訣

嬰兒無假病　驚駭臟腑中　心病五行赤
傷肝青頰容　脾憂黃準鼻　腮白肺寒同
頤黑多傷腎　明師須用功

十二拿法

一拿太陽穴省人事　二拿耳後穴社風搐
三拿肩井穴止汗　四拿奶膀穴止吐
五拿曲尺穴止搐　六拿肚角穴止瀉
七拿百合穴定驚　八拿琵琶穴定神
九拿合骨穴開關　十拿魚肚穴醒人事
十一拿膀胱穴通小便　十二拿三陰交穴通血氣
面赤舌重心絕五日　面青目陷肝絕六日

面黄肢腫脾絶七日　面白鼻黒肺絶三日
齒如黄荳腎絶四日　口張唇青毛絶七日

辨兒死症

小兒身有病　全要看氣色　輕重細端詳
表裏分虚實　顖門起腫陷　面貌如土色
直視不轉睛　内貫童神赤　鼻燥唇干紫
口張舌卷縮　喉息作鴉聲　痰涎湔口塞

睛腫定神昏　耳輪苦暗黑　髮竪直如蔴
齒黄眼碧綠　肚大有青筋　指甲黑紫色
嘔咳吐蛔虫　張弓眼反白　汗出似油珠
人将脹腫黑　乳食吸不收　屁洩陰囊縮
噎膈熏氣喘　大便泄焦黑　喉頸大毒生
堅硬如鉄石　犯此諸般症　定然命不留

北斗甘露散 幼科第一方

辨死症

七

酒洗川芎三錢 酒蒸大黃三錢 酒炒黃芩三錢 酒炒黃柏
三錢 炒赤芍三錢 飛滑石三錢 炒黑丑三錢 淨連翹三錢 便洗
檳榔五錢 焦枳實五錢 薄荷五錢
共研細末茶調和服

滚水潑身急解　五絶
弔縊　水溺
凍死　墻壁壓死
魘魅　噎膈翻胃
眼中胬肉　目珠夜痛
塵芒入目　目腫成漏
痘風目癬　暮不見物
府肓害目　目內起星

突然齒長
口舌糜腐
舌腐潰爛
心窩成漏
腋下狐臭
脇腿硬腫痛
卒然肚黑
指痛木痒

唇口生瘡
舌尖生瘡
霎舌腫硬
臍眼出水
肝燥腸痛
食積痞硬
臂竅出血
雉渴丸

肥瘡

蛇纏

紅絲疔

耳疔

翻唇疔

手掌托盤疔

手指疔

癩棃頭

楊梅瘡

白蛇纏

嘴疔

脉線紅疔

脉線疔

○○○

凍瘃

○○○

凍瘃

⿸疒善⿸疒責頭

乳頭開花

奶串久潰

內外吹乳

陰戶生瘡

鷄眼

頭上生瘡

○○

乳潰

乳起結核

乳岩散

乳汁不通

陰戶內發痒

紫芦散

頭瘡濕爛

頭上生瘡生虱

凡遇婦人懷孕三四五个月或感冒寒熱胎動不安
及未足月之時服之即安如足月當産服之即産不
論體之强弱年之老少皆可煎服其効如神

當歸キ 川貝母个下 紫蘇不下 黄芪个下 枳壳不下 黄芩木下
白芍キ 川軍于下 川朴木下 藿香三下 祈艾三下 兎絲子未
以上作一劑用白水二煎服或一二劑或三四劑

女科　産症　安胎　一

快生順産母子两全但此藥産後忌服慎之切〻
此方要以戥子秤準藥味方効不可任意手撮生
下孩兒之後此藥一滴不可入口曾有悮服致不
便者至囑〻〻

産後胞衣不下

無名異為末〻〻即漆匠所用煎簽子是也以鴨蛋白
調均碗貯次用老米醋一茶杯熱滚水和藥同服胎
衣即縮如稱錘樣下來如或不下不必驚慌再服前

藥〻萬無一悮

益母丸專治胎前產後臍腹作痛服之即安

益母草分取紫花方莖者佳當歸兩白芍兩木香兩其益母草不犯鉄器搗碎風干為細末煉蜜為丸如彈子大照前湯嚼下一丸

一胎前產後臍腹作痛作聲或寒熱往來狀如瘧疾者米湯下之

一胎前臍腹痛胎動不安下血不止以米湯或秦艽

當歸煎湯下之

一臨産或産後各先以一九童便入酒下能安魂定魄調潤血氣諸痛不生并可催生以上三方經試効驗李氏祖傳萬無一失更期廣相傳佈

一方以益母草分川芎刄赤芍刄當歸刄木香刄製為末煉蜜為丸桐子大每服五十丸以好酒童便酒早間送下服之百日内有孕其効如神

治胎前難産歷經驗過

凡産婦累日不下危急之至将草蔴子十四粒去壳明
硃砂二錢雄黄二錢蛇脫一尺燒存性共研細末以漿水飯
和丸如彈子大先用椒湯淋漴産婦臍下然後将藥
一丸放在臍中用紙數重覆以濶帛束之若兒頭生
下急取去藥

一聖丹

凡難産危急者以寒水石明二両生用二両煆赤仝
研極細入硃砂半同研如深桃紅花色每用三分井花

水調和箔和以紙花剪如杏葉大住上貼臍心候干
再易不過三上即產横生倒產死胎皆驗
凡產婦血暈不省人事以五灵脂斉争生半炒為末
每服扌或乎開水調下如噤口扶開灌之入喉即愈
凡有倒產兒足先下者因兒在腹中不能得轉故脚
先出來謂之逆生須臾不救母子俱亡若令產母仰
卧令收生之婦推足入去一則恐產母驚嚇二則收
生非精良妙手反致傷人性命不若用法以小絹針

千兒脚心

治生產不下立効良方

血崩上前而後干枯不能分娩速尋生出四五个月
嫩山羊一只刻時立殺将滴熱血于產母吃一碗
立時化為真血即分娩母子保全屢試屢騐真良
方無比矣

種玉酒

治婦人經水不調氣血乖和不能受孕或生過一胎

四

之後停隔多年服此藥百日内即能懷孕如氣血不足經滯瘀凝者服至半年自能見効若受胎之後須服保胎泰山磐石散産後更無病神應良方以

全當歸身遠志肉身以甘草煎湯洗一次　右二味以稀夏布袋盛之以甜三白酒十斤要安藥浸之蓋好過七日後晚上温服照量飲之切勿間斷服完照方再浸再月經未净之後每日以青壳鴨蛋一枚以針刺孔七个用艾朴水一碗將蛋安于艾水内

飯鍋上蒸熟食之每月多則吃五六个少則二三个亦可

泰山磐石散

治婦人氣血兩虧或肥而不實或瘦而血熱或胖肝素虛倦怠少食屢有墮胎之患此方和平兼養脾胃覺有熱者倍黃芩少以砂仁覺胃弱者多用砂仁少以黃芩更宜戒惱怒少慾屏酒醋辛熱之物可保無墮以

人參才（如以党參代者用三才） 炙黃芪才 黃芩才 川芎卜

五

酒炒白芍个熟地个土炒白朮錢炙甘草半廣砂仁研半糯米錢以上用泉水煎真藥渣傾池河内與魚食之以有米故耳

但覺有孕隔三五日常飲一服過四个月方保無慮

徐東皋曰婦人凡胎二三个月要墮胎名曰小產皆體弱氣血兩虧臟腑火多血分受熱所致醫家安胎又多用艾附砂仁熱補之帖是速其墮矣殊

不知血氣清和無火煎爍則胎自安大抵血氣虛則提攝不住血熱則濫溢罔行欲其不墮得乎香附雖云快氣開欝多則損正氣砂仁快脾多用辛耕真氣況香燥之性氣血兩傷求以安胎適所以損胎也惟泰山磐石散千金保孕丸二良能奪化工之妙百發百効萬無一失出之故表諸公好生鈔傳濟世良方

千金保孕丸

六

治妊婦腰背痛慣于小產服此可免墮胎之患此即婦人良中之杜仲丸以　厚杜仲兩（以糯米炒斷絲）川斷肉二斤（酒炒）

右藥共為末以山藥糊為丸如桐子大每服八九十丸米湯送下戒惱怒忌食酒醋豬肝海鮮生冷之物慎切

保胎無憂丸

治婦人平素氣血虛衰恚怒不釋觸發則傷肝脾易于墮胎或屢年小產此方神効以　西党參兩（飯上蒸三次）

冬朮土炒一兩 雲茯苓三兩人乳拌晒 大熟地二兩好酒煎爛杵膏 淮山藥三兩人乳拌晒
東白芍三兩酒炒 蜜炙甘草一兩 川芎一兩炒 全當歸二兩酒炒 川斷肉
二兩酒炒 厚杜仲三兩姜汁炒 黃芩一兩酒炒 廣砂仁一兩 白糯米一兩炒
右依法製磨為末煉蜜為丸如桐子大每服三錢早
晚以開水送下忌猪肝羊血海鮮生冷糟醋之物
予修合此方以治多人保至大產均各無恙此極
平穩之法也

蕎脂丸

凡閨女在室行經並無疼痛及出嫁之時後忽患痛經漸至號呼服藥罔効此乃少年新婚男女不知禁忌或經將來或經未來盡遂爾交媾震動血海之絡損及衝任以致瘀滯凝結每逢行經斷難流暢是以作痛名曰逆經痛愚此難以受孕醫家不明此猜熱論虛論實混治無効予體悟其情投以倍養衝任通絡逐瘀之品輒多神應痛止經調俱得產育故録此以備採用

蕎麥五升 淘去灰晒燥磨去粗皮取淨麵听用此味能逐五臟六腑之瘀血兼補衝任之脉絡

胭脂錢（此係蘇木茜草紅花佐以烏梅煎染綿蠶而成取其溫潤之氣威而不猛恐防行血逐瘀信或過峻加以酸味制之）

右以胭脂煎濃汁為丸桐子大每服半早上開水送下　忌豬肝羊血糟醋生冷之物

膠紅飲

治婦人邁年驟然血海大崩不止名曰倒經速投此方一帖其崩立止身猶發熱再以六安茶葉三錢煎服一次身熱即退後以六君子湯加當歸白芍調理而安以

陳阿膠錢（米粉拌炒）　全當歸錢　土紅花半　冬瓜子半

右天泉水煎服其渣再煎服之此方係浙江臬憲李公治運授常中丞幕友王遇伯之母年逾七旬偶患此症諸藥不應依此歷投此方全愈昔葉天士云初崩宜寒久崩宜通即此義也有友傅公肅同在幕中記而授之予每治老嫗倒經極多神効後見少婦大崩不止屢服大料補帖不效血流極多湯飲不下昏暈几次勢在危篤予此方減去紅花一半投之立效如法調理康復如常書此以誌其

由來所謂不忘法乳之恩也

全孕方

歸身孝生地酒洗ホ藕葉ホト炒白朮ホ帶殼縮砂八ト橘紅ホト炒白芍ホ炒阿膠研末八ト香附ホ童便浸炒炒黃芩ホ炒甘草ホ引　姜一片大棗一枚水二鍾煎七分渣水一鍾煎五分空肚服　忌生冷油膩煎炒辛辣霜梅ニ杏等味戒惱為上　加減法　自三个月服起朔望各一帖　四个月加益母草ホ　五个月加人参

（卅卜 去芎、）六个月加人参（手 減去藕葉）　七个月加杜仲（手 鹽水炒去生地 人参仍用）　八个月與七个月同（人参用 手）　九个月與十个月同加熟地（手）枳壳（个下）

加症加減服不拘朔望

一腹脹悶加大腹皮（不下）　一有痰加胆星（不下）貝母（手 去心）　一氣緊喘加沉香（下 磨冲入藥）　一脚氣落加木瓜（手）　一泄瀉暫去歸芩加澤瀉（不下）如不止加肉果（个下 用麵裹煨去麵）　一身熱發軟加柴胡（个下）　一咳嗽加

杏仁千去皮尖　一腰痛加川續斷千　一有經水來
朝加地榆八卞艾葉卞
一惡阻嘔吐霍香千卜半夏麯八卞姜汁炒　一腹痛乃
胎氣轉運木香卞磨汁入藥　一盜汗暫去藥穗葉
一力之倍加人參一二錢鹿角膠千不用阿膠

全孕方　十

滚湯潑身急解

急以真菜油放入手心内加食盐一二粒将指頭調勻搭傷處如傷處利害者必須人手要多分手而搭以速為主倘搭不到之處即起大泡切勿用手而抹者刻時皮破難愈破爛者取蚶子壳火燒存性研極細末燥處蔴油調搽濕處燥慘而効其第一方也

蚶子末牛卜 氷片三釐 研勻為要

救五絶良方

一曰自縊　二曰墻壁壓　三曰溺水
四曰魘魅　五曰凍死
凡五絶皆以半夏末冷水爲丸如荳大納鼻中即愈
心温者一日可治
凡卒死以半夏丸研細吹鼻中即活
扁鵲治産後暈死以半夏丸納鼻中即醒

自縊死 即吊死

凡自縊高懸者徐〻抱住解繩不可以刀絶断上下安被放倒微〻然正喉嚨以手掩其口鼻勿令透氣一人以脚踏其兩肩以挽其頂髮尚令弦急勿使縱緩一人以手摩其胸膛屈伸其手足若以僵直漸〻强屈之一人以脚裹衣找其糞門勿令瀉氣又以竹管吹其兩耳候從氣口出呼吸眼閉仍引伸不住須臾以小姜湯或清粥灌令喉潤漸〻能動乃止此法自日至暮能已冷可活自暮至旦陰氣盛為難救心

吊死

十二

上微温者雖一日以上亦可活百發百中良方
一法以半夏末吹鼻中即活
一法自縊氣已脫極重者只灸湧泉穴男左女右脚
灸三次即活

救水溺

凡溺死者以先刀斡開溺者口横方筋一只令其牙
啣之使可出水又令一健夫屈溺人兩足着肩上以
背相貼倒駝之而行令出其水仍先取燥或壁土置

地上将溺者仰卧其上更以土覆之止露口眼自然水出氣吸入土中其人即醒仍急用竹管各于耳口鼻臍糞門内迭吹之令上下相通又用半夏搐其鼻又用牙皂末綿裹塞糞門須臾出水即活

一方以艾灸臍中即活

一溺死将梯乘其人倒放用塩塞鼻填滿及堆臍上即醒

凍死

一凍死及冬〻月落水微有氣者脱去濕衣隨時解活人熱衣包煖以米炒熱囊盛熨心上冷即换之或炒灶土亦可俟身温煖目開氣回後以温酒或姜湯粥飲灌之若将火炙必死一用雄黄焰硝各等分為末點眼角兩目齊点即醒

墻壁壓死

一壓死及墜死心頭温者急扶起将手提其髮以半

夏末吹入鼻中小甦以生姜汁同香油打勻灌之次取散血藥服如無藥以小便灌之一取向東桃柳枝各七寸煎湯灌之即醒

魘魅

一中惡魘死者不得近前呼叫但吐其面不醒即咬脚跟及梅指畧移動卧處徐徐喚之原無燈不可用燈便醒

五绝方

与

噎膈翻胃製姜法

凡患膈噎翻胃之症，每服以此製姜三錢，以竹刀切碎，置新瓦上焙乾，研細末，空心酒服。不拘遠近日久死者，不救，能有氣可能服下，回生三服全愈，至多二十服，病痊除根，驗効之至。如服此方製姜，不可亂投他藥，切戒色慾氣惱勞心，反而有損。服此方不可使與粥飯，惟以人參半、陳皮一半、老黃米一兩，煎湯細啜，半月後可以粥飯少均飲宜

陳倉米最妙　如貧家無錢用人參代以稠牛乳切勿落水入白糖少許頻〻頓熱徐〻嚥下切勿急進無牛乳之處以老黄米湯亦可

又方　病愈後服

甘蔗汁頓熱　柿餅煮爛　紅棗　稠牛乳　梨汁頓熱　米仁　桂圓肉多蒸　老黄米　白糖　以上所開之物皆以勿急進多進　忌食生冷海鮮一切螺螄野味糟酸等慎之

眼中胬肉

蛇退一条以磨油炒黄色勿使焦黑加炒菉荳三合水一碗沙糖一碗煎七分食遠服立愈三二年者兩服可以全愈

眼珠夜痛

晝夜覺痛而夜間痛甚者以夏枯草炒两醋炒香附两炒甘草半共為細末每服錢清茶調下下咽即止

此方世傳觀音薩夢授也

目症 一

塵芒入眼

生藕取汁将綿裹醮滴入目中即出

眼腫成漏

凡眼下空處生瘤出膿流水不干日久成漏諸藥不効者以〻柿餅去皮取肉搗爛塗之十日全愈

痘風眼癬

蛔虫一条洗净搥爛以夏布滗取汁加氷片少許調搽隨愈如無蛔虫取活五谷虫亦可

暮不見物

名曰鷄宿眼取金頭蜈蚣三條以瓦上熯燥研末以飯為九九分作三服每日開水送下遂愈

疳育害眼

此症小兒最多大人間或有之以　酒炒黄連一錢炒胡連三錢糖阿為三錢芦會三分炒六神曲一錢如脾胃弱者加土炒白朮三錢以公鷄軟肝十个蒸熟共搗為九如蘿蔔子大每服三錢開水送下服三日即明

目肉起星

凡胡椒韮菜廣皮橘葉方八之品皆可杵爛以綿裹塞鼻中其氣觸之過宿則星自落如起久者多塞几次自愈

明目奇方

凡人年近五旬漸眼花若服此方至耄年不以眼鏡能燈光下看細字明清三服為度以　真川芎一兩　未落水羊肝一具　忌鐵以潔淨布拭去血　右以馬蘭頭

打汁二碗放瓦上瓶内連川芎羊肝同煎以筋導之不便肝焦待熟空心食肝以好酒過之服後静養目力半月忌辛辣葱韮蒜發物等慎之

胎毒眼瞎

凡新産小兒或月内月外兩目紅赤澁閉腫爛不堪以　蛐蟮泥搗爛塗顖門干則再換不過三次即愈或以生南星生大黄等分為末醋調塗兩足心亦愈

眉爛毛脫

此肝經受風所致以　側柏葉去梗九蒸晒研末為丸桐子大早晚開水送下〻服百日隨愈外以兎絲子研末磨油調搽亦可

耳膿常流

凡大人小兒耳内生疔之出毒後膿水〻流久〻不干或傷水濕坐底停耳成膿臭穢之水流出者以小麦粉以醋煎滾打如漿糊晚上搽於耳之前後

流出耳上不搽以紙一張裂縫套耳盖之免污枕被次早洗去晚上再搽不過三五次膿乾痊愈此法甚驗

耳内虫痛

如虫在耳内奔走或血水流出干痛不可忍以　蛇退燂存性研末以鵞毛管吹入耳内立愈或滴猫尿或滴塩滷立効

諸般耳聾

以　北細辛末半將黃蠟熔化為末作丸如鼠屎大以紙裹塞耳一二次即愈　戒惱怒名聰耳丸歌曰耳聾重聽不聞言研爛細辛蠟作丸綿裹鼠屎塞耳孔不覺聞聲便復原

耳後出血

凡人耳後髮際搔癢小竅出血用止血藥不効者此名髮泉取多年糞桶箍燒灰敷之立效　如指縫出血亦可治之　或用炒甲片研末罨之亦妙

五竅出血

凡耳口目鼻統出血名曰上虛下竭死在須臾不及用藥先將冷水當面噀几口或婦人急分開頭髮以水噀之男子或無髮可分以粗紙數層冷醋浸透搭在顖門其血即止　隨用補血湯以　炙黃芪两當歸錢加沉香童便服血自歸經再調補熙式速救立效

鼻中瘜肉

取有毛藕節煅存性吹之其内劍縮而脱　一法以枯矾和猪脂打丸以棉裹塞鼻數日瘜内隨藥而出

鼻淵腦漏

鼻中時〻流出鼻水黄緑者甚則頭痛名空腦痧以絲瓜籐近根處三五尺煅存性研末以酒調服即愈　或老絲瓜去皮去子以瓦煅研末酒調服亦

愈　又一法以荔子壳煅研末吹之即効　又一法以石首魚腦骨二三十个煅研末每服半酒送下先以一二分吹鼻中不數服永不復發以上方法皆試驗極良

鼻衄不止

取本人鼻血以紙撚蘸血点眼角内看〻從鼻左孔出者点右眼從右孔出者点左眼如左右皆出兩目皆点此法極妙如七情五志之火奔越而出者

仍参脉症服薬法治之　一法用井中泥或苔鮮
貼顋門立止　一法以大蒜搗爛塗兩足心立
止　一法以塩湯温之浸兩足即止　止鼻
紅歌曰石榴花辨可以塞蘿蔔藕汁可以滴火煆
龍骨可以吹水煎茅花可以吃又曰墻頭苔鮮可
以塞車前草汁可以滴火燒蓮房可以吹水調鍋
煤可以吃又曰旱蓮草搗可以塞婦人乳汁可以
滴栗壳燒灰可以吹烏賊骨末可以吃

喉痺乳蛾

以白疔香（即雄麻雀屎頭尖者是） 二十粒研末以沙糖和作三丸每丸以棉裹含嚥立時遂愈甚者不過二丸極有奇効

風火喉癬

屢愈屢發者并無夜熱咳嗽吐紅者等症惟喉痛紅赤或似蝦皮圈結用　射干錢以紹酒煎之嚥喉即吐出微嚥些些亦不妨須嚥三五次自可除根矣

喉　八

鎖喉風

凡遇此症先于脰堊處搽香油用錢一枚括之如括痧樣其痛稍緩好乘勢進藥甚者或刺十指少商穴及四碗委中等穴後用藥物

一法以人指甲煅灰研細吹之立瘥

一法以蜒蛐梅子含之吊起毒涎立瘥

一法以廣東萬年青搗汁灌之立瘥

一法以壁嘻窠和白矾燒之研末吹之立瘥

一法以勢危者刺出血舌根下紫血立瘥

一法以生桐油以鵞毛翎蘸之攪喉探吐亦瘥

但治喉風閉法總宜吐痰為主多有得生者也

咽中結塊

不通水食危困欲死者以百草霜即鍋底煤鄉人燒草更佳煉蜜丸如芡實大每取新汲水調化一丸灌之甚者不過二丸又名百灸丸

咽喉生瘡

喉

九

層層如疊不疼日久有竅出臭氣廢飲食即以臭橘葉煎湯連服十日而愈　又骨梗不下以南月石一塊含化嚥汁脫然而失　有留下鎮吳植三遘食甲魚骨卡喉嚨延至半月諸醫莫効湯飲難下自分必死舉室愴惶一鄉人知之來家傳方取甲魚生目珠以腐衣內之竭命吞下咽即愈　又云凡卡其魚骨即取本魚珠吞下立愈　鄉人係富家佃戶傳來濟世極驗無比

突然齒長

凡人無病忽然齒長妨食名曰隨溢以　白朮　煎
湯漱口即愈

唇口生瘡

唇口四圍生瘡黃脂如臘諸醫不應以全福花煅存
性以蔴油調搽即愈

口舌糜腐

以大紅薔薇花之葉焙燥忌火炒研末和氷片少許

口舌

卜

搽擦如冬月無葉根亦可用

舌尖出血

以生蒲黃末擦舌上內服生黃連才 連翹三才 灯心廿寸

水煎服立愈

舌腐潰爛

飲食難進疼痛異常取地龍十条 茱萸廿个 共研和

生麵少許醋調塗兩足心以絹紮之立効如神此

方驗之不少

霎舌腫硬

此症卒然舌大腫硬咽喉腫閉即時氣絶名曰霎舌至危之症急以皂凡不多拘少以新瓦火煆紅色放地上候冷研細以鐵鉗切開牙關將藥並擦舌上立効如神飲以百草霜酒調送下

心窩成漏

凡胸膺一片如碗大無皮潰爛浸淫成漏流膿血水經久不愈此方摻之即効收功以十二　荸薺粉一味

脊瘡之大小日〻摻之予親之試數人神効

臍眼出水

以龍骨　枯礬　等分為末摻之即上

腋下狐臭

夜静時以小便洗要熱除根

一法以熱蒸餅劈開两片摻蜜它生末少許急挾腋下睡片時候冷棄〻　如止一夜以一半應驗如神濟世無窮

肝燥腸痛

大瓜蔞一个搗爛 粉甘草二錢 紅花五分 煎服按火鬱日久氣燥急不得發越故皮膚泡如魚子疔轉為脹痛經云損其肝者緩其中瓜蔞為物甘緩而潤於鬱不逆如油之洗物滑而不滞此其巧功也

脇腿硬痛

凡男婦大小腹肋臂腰間等處忽然大熱腫硬如石痛不可忍傴僂跼蹐屢治不效自分必死者急用糯

米㶷飲少加食鹽葱管共搗罨過宿即鬆二三次全愈其渣丢河內

食積痞硬

凡小兒傷食大人病後縱食均積痞硬之塊以木賊草半焙燥研細末每服〤卜開水空心送下年近者一料年遠二料全愈

卒然肚黑

凡大人小人其肚皮驟然青黑色此乃血氣失養風

寒得以乘之所變怪形其危惡之敗症也以　大青烘燥研細末每服二錢以好酒調下黑退即愈　否則終危此起死回生之方也　大青生溝傍似大麻叶

臂竅出血

以　炒甲片　研細末罨之紮住即止即服補血湯數而愈　此方屢驗真良無論諸竅皆可

指痛木痒

凡男婦受水濕之氣毒聚不散其指麻木焮痛用

十三

蜒蚰　硍硃　共搗爛搽之如遲延不治必生蛇頭蛀莭等症疔赽初起多搽几次而愈

雄渴丸

治茶停隱遏身浮腫毛髮直竖勢甚危急者服此方神効以　雄黄刃以荳腐内煮透　全蝎尾四十九枚

共為細末米糊為丸如桐子大每日服十九一料即愈

苓香丸

治腎子積為奔豚上氣疼痛等症以　茯苓四兩小茴香四兩　共為細末水泛為丸每服三才開水送下服盡自愈

胃脘痛

宣木瓜才吳茱萸才食盐才共炒燥為末開水送下立愈

痔瘡

皂矾　矾紅　各等分為末對肛門瘡口將藥帖着

十四

坐片刻如痛即去痛止再坐數次而愈

膿窠瘡

以原厚朴　真香油　磨如醬之狀加枯凡少許搽

之三五日退盡驗如神方

黄水瘡

用紅棗燒灰　飛黄丹　松香　枯矾　共爲細末

麻油調搽立効

皮疰方

以　杏仁炒黑研如醬搽上即愈

面上黃水瘡

以　生芝麻口内嚼爛吐出和沙糖調勻敷之立効如神

天泡瘡

取重陽日露天老菱壳煅灰研極細蔴油調搽應効良方

痔瘡

取冬至日真黄牛苦胆一个如别顏色無用将外角子装入苦胆懸挂陰干凡生痔瘡每日取子七顆開水送下吃至四十九粒為止而愈

裙邊瘡

取野猪肉不論醃鮮多吃而愈試驗良方

對口瘡

取野針金花根洗去泥搗爛塩少許箍患處留出瘡口如燥即箍數次而愈

楊梅瘡又名廣瘡先出汗方

白歸身錢 青風籐錢 生地錢半 羌活錢 白芷錢 蘓木二錢
防風錢 花粉二錢 夏枯草兩煎湯代水 菖蒲二錢 臭夫娘
草五分 甘草錢 如春夏用葉秋冬用梗每帖加葱
頭七个姜三片水五大碗煎至三碗作四五次熱
服渣煎二碗熱服

楊梅瘡後用

全當歸二錢 全銀花二錢 連翹錢 炒山甲錢 姜蚕酒炒錢 全

退錢赤芍錢甘草錢甘菊分大黄半芒硝錢只殼錢　以水三碗浸晨煎十数滚再着大黄畧滚一二随即傾入碗乘熱緩服渣并上午服俟大便行四五次於遠便之處免於人中毒氣如瀉不止以冷粥酌量吃半碗即止瀉七次再服二帖全愈忌海鮮肝腸之物　此二方應驗屢試故抄傳濟世

蛇乖瘡

香烟歷一刃底箸共三卜枯礬一刃雄黃一千輕粉〤卜川椒〤卜

以鷄子黃熬油塗即愈

對口瘡

獨核肥皂一个去核肚内方入黃糖紮好做一个滔泥

小材將皂入在材内封固放入火缸内煅烟氣盡

淨酌量取出去泥出火氣研細末以真蔴油調敷

患處而愈

瘡

七

一切疥瘡

生石羔錢雄黃錢枯矾錢硫黃錢共研細末以猪油

蔴油竹油調擦四五日即愈

肥瘡

雄黃　松香　各等分為末入大葱管内二頭扎好

飯上蒸搗同蔴油搽之立愈

楊梅瘡

雄黃末杏仁卅粒去皮輕粉錢共為末以雄猪胆調搽即痊

蛇纏

以生百合和白糖同搗圍患處立愈

白蛇纏

蚯蚓泥煅刃 輕粉手 為末童便調敷患處立愈

紅絲疔

凡男女生紅絲疔須以銀針挑断其絲將多年屎坑上碎木椽子煅灰研細末以白糖拌塗在絲疔上听出疔頭疔即拔出若不急治隔一日外即無救

丈

矣

嘴疔

以銀針疔頭上刺出微血即刻買水硍五六文大梅氷片三四厘入磁鉢用指頭將水硍研碎加涎吐一茶匙同研細敷患處留出疔頭如燥敷過宿而愈

耳疔

取金光殼　大鯽魚二条去目並肚内腸洗凈對破開

去骨盡淨将魚水指干搗爛如泥攤耳根外如燥
即换為度而愈

脉線紅疔

取姜叉錢一文 硃砂三四分 紅米飯一撮 蜒蚰數条 取多更妙
同搗爛罨患處而愈 再先以将油頭髪扎紅絲
處不使毒氣攻心為要

翻唇疔

以磁碎刺開疔頭取糞坑内蛔虫一二条水洗搗爛

塗患處傾刻瘡口流水待其毒黄水浄盡腫消清神而愈　凡疔生唇口即看大腿脘有紫筋起急以銀針刺出紫血而愈

脉線疔

取貓肚下毛要浄白紅米飯同搗爛罨患處立愈如神

手掌托盤疔

取半老絲瓜焙干毛紙包扎煆存性研細末以蔴油

調敷有膿留疔頭無膿統塗如燥即换再塗二三次而愈

手指疔

無論蝦眼蛇頭蛇肚即尋鼓搥風根取來連根帶葉搗爛食塩少許去粗梗再搗爛塗患處不必留頭包紮如燥即换數日而愈此即土牛膝根也一名雞脚骨草

凍瘃

爛與不爛以當歸　紅花　玉竹　等分以紹酒飯鍋上蒸洗而愈

癩梨頭

以海内　江猪油　塗搽患處即愈

癩痢頭

取肉莊店内砧墩上刮落之油屑以瓦上焙干燥研末以蔴油調敷患處每日三次半月必愈

凍瘃

向有凍瘃初起未發前取頭潮宿擦患處四五次屢驗而愈

又方

凍瘃初起取羅上个火缸内煨熱頭上切去一片乘熱擦之即散

瘰瘡頭

粽子同細磁搗爛敷患處而退散並治諸毒

乳潰

男女乳上濕瘡膿血淋漓成片飛紅無靨痛痒不休此名火草瘡以蚌殼（煅末半）輕粉（丬卜）冰片（卜）共研勻用銀花湯調搽二三次結靨收功

乳頭開花

諸藥不效者以寒水石（才）研細末和冰片（五厘）以荸薺汁調搽或薺粉加冰片以水調搽皆愈

乳起結核

久不防成乳岩初起並無疼痛最惡之症每日以山茨姑子胡桃肉三枚共搗酒送下以散為度否則變患測

奶串久潰

凡大人小兒胸間兩旁各生紅白瘰泡浸淫痒痛每處直長一条連生十餘个不等名曰連珠倒挂久則殺人諸藥難効以端午日堦簷口所挂倒茅取下連根葉切碎煆末香油調搽五六次即愈係一

僧人傳屢試良方

乳岩散

經霜上楝子三錢兩頭尖三錢炙露蜂房三錢共研細末每服三錢陳酒送下吃一服開二日再吃一服無不神効

內外吹乳方

以王不留行半金銀花二錢地丁草二錢蒲公英二錢以水兩碗煎成一碗將藥汁當水再煎四味以生黃芪

乳　二

半全當歸三錢白芷三錢甘草三錢煎成一飯碗再加水一滿碗加老陳酒一飯碗再煎四味以川山甲三錢炒研去油乳香三錢去油沒藥三錢土茯苓三錢煎成一碗服一劑而愈倘如毒勢利害者再煎一劑服之無不神効

乳汁不通

小牙皂五勺以白炭火刮去黑衣敲開去子研末熱酒冲服立即通乳無不應矣

陰户生瘡

以黄連　蜜它僧　生輕粉　各等分為細末以

熟紗做一小袋裝藥于内手送入陰户内即愈

陰户内發痒

槐白皮根刃手煎水洗之即止　如痛腫加白芨手

打碎煎水洗之立愈

鷄眼

以蜈蚣一条陰陽瓦熯枯燥研末熟水洗透剪浄雞

三

眼敷藥膏藥貼五日斷根

紫芦散

治小兒竹衣胎瘌凡無皮膿血淋漓及胎中遺毒赤剥楊梅瘡胎〻皆然　并治女人為丈夫楊梅所過結毒之氣漸至陰户蝕爛流血不止沿至産門外繞肛門腫硬潰膿出水不休疼痛不堪将此藥搽之每一小便勢必衝出須要勤搽漸〻自愈如毒勢重者務配珍珠西黄勤搽極妙良方屢驗屢試無比用

芦甘石一两黄連汁内淬三次童便内淬四次大冰頭半黄柏五钱以猪胆汁塗炙七次紫甘蔗皮半烧存性取净末粉口兒茶半煆赤石脂半真菉荳粉五钱炒燥共為末以蔴油入雞子黄煎黑去黄候冷調搽即愈假如蔴油一两入鷄蛋黄一枚内服丸

藥開後

西牛黄三分硃砂五分腰黄五分乳香半分去油山茨菇子麝香一分沒藥半分右藥和匀煉蜜為丸每丸重三分每日以金銀花煎湯調下如大人可不必服如欲稀

四

痘候瘡好復每逢節氣日調服一二九出時必稀
凡治胎痳須過周歲之外方可搽此藥周歲之内
神氣未足適遇變病反歸咎也

頭上生瘡

黄連半蛇床子手培子手輕粉卞為末香油調搽

頭瘡濕爛

窠土　黄柏　為末干摻或單白石羔半生熟火煅為末干搽

頭上生瘡生虱

硍硃手打爛艾葉及火紙捲筒點灼放桶内以烟薰之但要布蓋定頭莫使爛處多動次日瘡干虱死

經驗秘訣良方摘要

溺縊

照侍少醒皂角末吹鼻取嚏　凡溺縊魘死急取韮擣汁灌鼻中得皂角末射香同灌更快捷

一男子被鬼擊身有青痕作痛者以金銀花二三兩煎湯飲之極效　一治客忤卒死還魂湯

麻黄三錢去節　杏仁七十粒去皮尖　甘草一錢　水二碗煎一碗灌之諸卒死者通用

托裏益氣湯

人參　茯苓　白朮　貝母　陳皮　香附　歸身

熟地黃　桔梗　甘草　水煎服